快乐伴你健康

埃米利奥·拉罗萨 著

金 巍 译

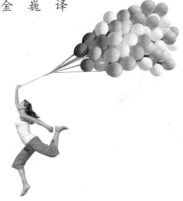

U0250729

 上海科技教育出版社

　　克隆羊诞生了，"克隆人"会不会横空出世？基因图谱绘制出来了，基因隐私能否得到保护？人胚胎干细胞系培养成功了，如何对待人类胚胎？思考这些问题，你就已在不知不觉间进入到了伦理学的领域。

　　我长期从事白血病的研究，临床和实验室的实践使我深切感受到，当今生命科学和医疗卫生的发展变化之快实在令人震惊。克隆羊"多利"的问世，干细胞研究的突破，人类基因组的解码，这些标志性的成就之所以引起世人普遍关注，不仅在于它们展示了生命科学的深入，更重要的是它们展示了生命科学的力量。但力量越强，越要避免滥用，人们在寄希望于这些成就造福人类的同时，自然也免不了上述担心。

　　同样地，医疗技术的重大进展，例如器官移植、辅助生殖，也都提出了一些棘手的伦理问题。不断发展的"试管婴儿"技术及其越来越广泛的应用，把"谁是父亲，谁是母亲"这种似乎有悖常识的问题，真切地摆在了我们面前。移植器官从何而来，怎样分配才合理等难题，至今仍有待我们去破解。另外，医院和医务工作者如何在市场经济的背景下，坚持医疗卫生的公益性，维护患者和受试者的正当权益，实现社会效益和经济效益的统一，是一个复杂的新问题。

　　我一直认为，传播生命伦理的理念和知识应该是科学普及的重要内容。但在目前，不仅广大公众，即使专业的生命科学工作者和医务人员，包括医学院校和生物系的在读学生，多数也相当欠缺生命伦理的理念和

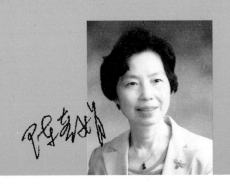

知识。上海科技教育出版社推出胡庆澧、沈铭贤主编的《生命的困惑丛书》,是一项很适时也很有价值的工作。我非常乐于推荐这套丛书。

国家人类基因组南方研究中心是我国最重要的生命科学研究机构之一,其伦理、法律和社会问题研究部云集了一批优秀的生命伦理学家。《生命的困惑丛书》的作者们,大多便出自其中,或是与该研究部有深入的合作交流。主编胡庆澧教授,更是国际生命伦理学界受人尊敬的长者。他们在这套书中,介绍了一系列生命伦理学前沿问题,内容充实,通俗易懂。希望能有更多的专家参与到生命伦理科普中来。

联合国教科文组织有一个重要的判断:生命伦理学已成为"一项社会运动"。既然是社会运动,那就必然关系到方方面面的人群、方方面面的利益,需要动员更多的人参与,而且必定会对社会发展产生影响。从目前我国的情况来看,也许还难说生命伦理学已然是一项社会运动。因此,做好生命伦理的普及工作,对于我们迎接这项社会运动,促其健康顺利发展,是必不可少的基础性环节。借《生命的困惑丛书》出版之机,我热切期盼有更多的人来关注生命伦理问题。

陈赛娟

中国工程院院士、中国科协副主席

发展中国家科学院院士

献给热纳维耶芙、皮埃尔、朱利安与保罗

献给我的父母与祖父母

献给维奥莱塔、珍妮弗、塔蒂亚娜与乔纳森

致谢

在此，谨感谢我的朋友美利奴和布鲁斯对本书提出的宝贵建议。同时，非常感谢巴蒂斯特对手稿做出的修订。

目录

前言

健康使人心情愉悦,同样,快乐赐予我们健康。

——埃米利奥·拉罗萨

"快乐"与"健康"这两个词，在很多著述中常常被分别提到，却鲜有关于这两者之间关系的论述。而本书的宗旨与意义之一，正在于探讨快乐与健康之间的相互关系。此外，我将向你阐述为何说快乐是一种社会价值，因此快乐要从孩子抓起。同时，我将为你介绍如何通过禅修和积极心理学的方法来获得快乐。

　　每一个人都渴望快乐与健康。快乐是人们借由物质或者精神上的收获而产生的一种主观的满足感。另一方面，健康则代表了平衡的生理、心理以及社交状态。自古以来，不同时代的人们就一直致力于从当时的环境和文化出发，来探索保持快乐与健康的奥秘。

　　当代医学的发展已经使人们的健康水平获得了显著提高。然而，我们对于快乐的追求还有很长的路要走。所幸，近年来，神经科学以及积极心理学的发展为我们开启了通向快乐的新途径。积极心理学中所倡导的方法使人脑的无限潜力得到开发，因而我们终于可以呼吁让"学习快乐"走入课堂。同时，在制定政策的过程中，我们也应将民众的快乐视作社会的福祉而考虑其中。

此书并不是面向专业人员的科学专著，而是写给所有读者的一本科普读物。其中的内容源自我日常工作和生活中所遇见的病患、家人，以及我自己对抗痛苦的经历。我们所经历的一切都在向我们诠释着何为快乐，以及如何才能到达快乐的彼岸。人生苦短，痛苦随时都可能降临在每一个人的头上（如痛失挚爱、身患重疾，或者遭遇天灾人祸）。正是这一切促使我写了这本书。有鉴于这些生活中的突发事件只能听天由命，我们有理由为生活的每一天而感到快乐。其实，学会得到快乐与幼年时蹒跚学步十分相似。可惜的是，我们的父母和老师教会了我们听说读写，却很少有人能够教导我们如何去把握快乐。为弥补此缺憾，我谨在此尝试为大家补上这一课。

　　全书主要内容可分为四个板块。在第一个板块"快乐与健康"中，我将向读者朋友们阐释快乐与健康的关系，以及相关的科学研究证据。第二个板块"大脑与快乐的意识"将会着重介绍关于大脑功能，以及情绪与记忆的基本概念。众所周知，喜怒哀乐都源自我们的大脑，尤其是大脑皮层。同时，由于情绪与记忆在此过程中起着主导作用。因此，本板块所涉及的知识将帮助读者更好地理解快乐与痛苦的生理过程。鉴于快乐与个人所处的社会和文化息息相关，我将在第三个板块"快乐的文化"中探讨关于快乐的哲学、社会学、心理学以及宗教意义。第四个板块"学会快乐"是我对如何获得快乐的一些思考。因为我们的大脑具有很强的可塑性，所以我们可以借助禅修和积极心理学的方法使自己快乐起来。此外，我还将和你分享通往快乐之路上的助力以及坎坷。

2

快乐与健康

决定要做一个快乐的人,因为快乐有益健康。

——伏尔泰

帕特里克在一家公司的公会就职。他精力充沛，意志坚定。 在业余时间，他爱好练习拳击和空手道。帕特里克刚出生时就被遗弃了，自小在孤儿院和寄养家庭长大。这使他对爱的渴求从未得到满足。时至今日，他依然觉得爱的缺失使他53年的人生并不完整。然而，一场突如其来的心肌梗死，使他在此后的几个月中对自己的人生与所经历的痛苦做了一番反思。用他自己的话来说，这次心肌梗死真是让他和死神擦肩而过。幸而他被及时送医急救，在经历了一次心脏三搭桥手术*后，他终于挺了过来。自此之后，帕特里克意识到时不我待，开始把每一天都当做生命的最后一天来过。帕特里克说自己的成长充满了苦难。童年和青少年时代的阴影让他本能地生活在痛苦中，并理所当然地认为生活自当如此。他曾经提到："我已经不记得快乐是什么滋味了。"有人认为，内心的煎熬可能是导致帕特里克突发心脏病的罪魁祸首，因为他身形矫健，没有超重也没有摄入过多脂肪，除了焦虑之外再也找不到其他致病因素了。确实，由其自身的矛盾性格所引起的焦虑的确不

---

* 心脏冠状动脉有 3 根主要的分支，向心脏自身供血。当 3 根分支全部栓塞的时候，就要进行心脏三搭桥手术，可见帕特里克心肌梗死的严重程度。——译者

能被忽视。在生活中,帕特里克很难相处,经常因为琐事就发怒,特别是对他的妻子与孩子们。正因为他易怒的性格,常常让一些鸡毛蒜皮的小事变得棘手起来。这反过来又引起了他自己的不安和备受折磨。这样的恶性循环不可避免地加重了他的心脏问题。

在我行医的职业生涯中,目睹了成千上万类似帕特里克这样由焦虑而引起身体不适的病例。譬如,胸口疼痛、头痛、关节疼、胃疼、高血压、心悸、腹泻、过敏……这些症状起初往往都是由心理因素引起的,在临床上检查不出任何病灶(即所谓的心身疾病)。更确切地说,这些不适正反映了患者内心的不快、痛苦、压力、焦虑或不安。然而,长期的不快与压力会使身体产生器质性病变与功能障碍。让-夏尔就是这样一个活生生的例子。长达两年噩梦般的离婚战使他度过了一段备受煎熬的日子。让-夏尔的妻子因为他屡次出轨而起诉离婚,而他则竭尽所能来维持这段婚姻。为达到各自的目的,夫妻双方都使尽了各种招数。男方尽一切可能地"拖",而女方则力求速战速决。这对双方来说都是一段十分痛苦的时光。最后,当他们的离婚案尘埃落定之时,让-夏尔开始感到尿路不适,后经专家检查确诊,他已经罹患扩散性前列腺癌。

我还记得另一个例子。路易和妻子共同生活了40年。当他的妻子撒手人寰之后,无尽的哀伤使他痛彻心扉。在度过了14个月的鳏居生活后,痛苦终于使他在毫无征兆的前提下被心脏病击倒,追随他的爱妻而去。

痛苦与压力引发的心身疾病在生活中比比皆是 [1]。所幸的是,这些大多只是单纯的不适,并没有深层次的疾病。然而,在另一些病例中,症状的背后却隐藏着器官的病变或损伤,此时长期的压力与苦闷则很可能起到了决定性的作用。因此,健康不仅与喜怒哀乐息息相关,也同压力有着密不可分的关系。

正所谓痛苦与压力是疾病的温床,而快乐则能够保护我们免遭侵害。那么,快乐是如何保持我们的身心健康呢?目前的研究尚未发现具体的机制。据信,快乐可能通过降低压力值而间接保护我们的身心健康,也可能通过直接激活身体的防御机制而起作用,甚至可能两者兼有。

关于应激反应

应激其实是一种正常的生理反应，它帮助我们的身体应对周围发生的各种状况[2]。因此，应激对身体起着积极的作用，使我们能够应对生活中的变故，不管是生理上的、心理上的还是情感上的。在日常工作、学习或家庭生活中，应激源无处不在。而我们的身体正需要通过应激反应来加以应对。其实，影响健康的关键并不在于应激本身，而是压力的持续时间以及我们对待压力的态度。

当人们身处应激状态时，包括下丘脑—垂体—肾上腺皮质（HPA）[3]和自主神经系统（ANS）[4]在内的一系列器官，就会产生生理上的连锁反应。在这个过程中，上述器官会分泌数种物质，并通过血液传送到身体的各个部位。首先，下丘脑通过分泌促肾上腺皮质激素释放激素（CRH）刺激脑垂体分泌促肾上腺皮质激素（ACTH）。促肾上腺皮质激素进而刺激肾上腺皮质产生肾上腺皮质激素。通过在体内引起的一系列有机反应，肾上腺皮质激素使身体处于适当的应激状态。其中，氢化可的松是身体分泌的一系列肾上腺皮质激素中最重要的一个成员，其生理功能包括促进身体排水、维持血压，以及通过提高血糖浓度来为肌肉提供充分的能量以维持正常的肌肉功能。

另一方面,当自主神经系统受到刺激时,身体会分泌两种儿茶酚胺类激素。第一种称为肾上腺素。当我们主要受到心理上的压力时,肾上腺就会分泌肾上腺素;而当我们处于危险的境地或面临暴力威胁时,交感神经末梢则会产生去甲肾上腺素。这两种激素有着相同的使命,即帮助身体处于警觉的状态,并做好随时进行攻击或者逃跑的准备。

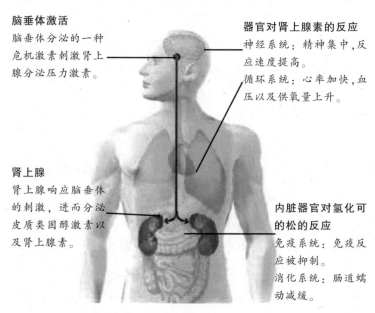

脑垂体激活
脑垂体分泌的一种
危机激素刺激肾上
腺分泌压力激素。

器官对肾上腺素的反应
神经系统:精神集中,反
应速度提高。
循环系统:心率加快,血
压以及供氧量上升。

肾上腺
肾上腺响应脑垂体
的刺激,进而分泌
皮质类固醇激素以
及肾上腺素。

**内脏器官对氢化可
的松的反应**
免疫系统:免疫反
应被抑制。
消化系统:肠道蠕
动减缓。

应激的三个阶段
典型的应激反应会经过如下三个阶段:

(1) 警觉期

(2) 抵抗期

(3) 衰竭期

当身处警觉期时,机体会通过激活一系列生理反应,来自我调整到最佳状态以应对外来压力。这些生理反应包括:心律上升;脾脏释放大量红细胞;启动身体防御机制;提高对肌肉、大脑以及心脏的供血量,同时降低对皮肤与肠道的供血量;增加肺活量;瞳孔放大,等等。接下来,机体会慢慢适应、克服或者直面造成压力的因素。此时,应激反应进入第二阶段,即抵抗期。而当造成压力的因素持续存在或者反复出现时(即慢性应激),机体就会进入到应激反应的第三阶段,即衰竭期。前文所述的种种不适以及器质上的病变,往往正是出现在这个阶段。如果此时没有采取正确的措施来应对,慢性应激就会带来一系列健康问题。这些健康问题往往表现为各种症状,如失眠、高血压、头痛、肠胃不适(包括腹泻、便秘、消化不良、胃炎、食欲亢进或者不振)、疲惫、肌肉关节疼痛、肤质变差、性功能障碍、焦虑、抑郁、记忆力衰退以及注意力下降。

同其他很多人一样,帕特里克与让-夏尔的病在很大程度上归咎于内心的煎熬,即慢性应激。

又比如,工作负担以及职责是生活中很常见的应激源。当然,工作压力所能给个人带来的不良影响取决于他在工作中拥有多大的自主权。个人在工作中所拥有的自主权越大,其应对工作中的挑战的方式往往越灵活,并且也能更好地规避压力带来的"副作用"。当然,若在工作中所拥有的自主权较小,我们也可以通过其他一些途径来缓解压力,如放松、禅修以及在公司内应用一些团队动力学方法。

应激与疾病

上文中我们已经提到过,应激是一种正常的生理反应。而当应激源长期存在或者频繁出现时,应激反应就成为了危及健康的风险因素。许多研究指出,当一个人长期承受来自工作或者家人的压力而无力应对时,患病的概率就会大大增加。同时,研究证明,应激和一系列身体异常状况有着密不可分的关系,包括抑郁[5](压力越大,陷入抑郁的危险程度就越高)、职业倦怠[6]、精神作用物质消耗增加[7]、心脏病[8]、神经退行性疾病[9]、受感染风险增加[10]、免疫力降低[11],等等。当然,这里提到的"高危"只意味着相较于一般人,压力大的人更易患病,但并不意味着他们一定会患病。

实验证明,处于应激状态或者愤怒时全身血流量就会减少[12]。心电图检测发现,负面情绪会大大增加冠状动脉缺血的风险[13],而对于极度焦虑者,其冠状动脉壁显著增厚[14]。同时,深受慢性应激困扰的人罹患高血压或者成人型Ⅱ型糖尿病的风险也显著增加[15]。

快乐正相反,其通过消减压力间接有益于健康,进而帮助我们延年益寿。也有研究证明,快乐可能同时通过激活身体的防御系统而起效。因此,快乐(积极的情绪)会使相当一部分人唾液中肾上腺皮质激素的浓度下降,而免疫球蛋白A(IgA)的含量上升[16]。免疫球蛋白A是体内一种专职抵抗病毒与细菌的抗体,常见于血液以及各类身体分泌物中,包括唾液、眼泪、初乳、母乳、泌尿生殖系统以及肠道分泌物。相对而言,负面情绪则会销蚀抵抗力,增加患病概率。

快乐有益健康

让、玛丽、勒内、索朗热同其他许多人一样,都已经找到了生活中的平衡。内心些许平静与充实质朴的日常生活,给他们带来了幸福与满意的生活。同时,这也使他们远离疾病的困扰。再说帕特里克,大病初愈后,他逐步改变了原先的生活方式,身体状况也随之得到了改善。他自豪地说:"现在,我把每天都当成最后一天来过。消极的想法一冒头,我就立刻掐灭它。"崭新的人生观使他不再纠结于痛苦的过去,反而从生活的点点滴滴中都能发现快乐。

关于积极的情绪以及类似开心、乐观、满足、幸福等心理状态对于健康的助益,已经受到了广泛的研究。结果显示,快乐与健康彼此关联。快乐的心境既得益于健康,反过来,也帮助我们生活得更健康。人们对积极情绪以及类似开心、乐观、满足、幸福等心理状态的研究证实了这一点。相反,消极的情绪以及抑郁、焦虑、紧张等心理状态,则会增加冠心病[17,18]、成人型糖尿病[19]、残疾[20]甚至死亡[21]的风险。

快乐与长寿

埃米尔、泰奥多尔、索朗热以及雅克都年逾90。他们之间有着许多共同点,比如,积极乐观的生活态度以及时时为他人着想的性格,这让他们的生活充满了幸福。他们被来自家人与朋友的爱围绕着,同时,也不吝与别人分享爱。

快乐与长寿的关系已经被一系列研究所证明。比如,在荷兰曾经进行过一项为期 28 年的调查,其间,跟踪了 3149 名受访者。数据显示,无论他们过去或现在的健康状况如何,快乐与生活满意度都对寿命有着积极的影响[22]。还有一项为期 40 年(1964—2004)、涵盖了 4989 位研究对象的调查指出:相较

更多关于积极情绪(快乐等)与长寿间相关性的科学研究

年份	研究者	研究对象与结论
1996	汉密尔顿	跟踪了 213 位肺癌患者,为期 3 年。 结论:积极的精神状态能够增强对生活的渴望。
2000	贝尔富特等人	跟踪了 1250 位 46—58 岁的冠心病患者,为期 19.4 年。 结论:生活满意度与患者生存期呈正比。
2000	奥斯特等人	跟踪了 2282 位年龄介于 65 岁与 99 岁的美籍墨西哥裔人士。 结论:积极的情绪有助于长寿,并能帮助对抗生理机能的退化。
2001	丹纳、斯诺登和弗里森	研究了 180 位天主教修女。她们都在平均年龄 22 岁的时候写下过自述。研究者在她们 75—94 岁时,重新检视了其自述中所体现的情绪与寿命的关系。 结论:字里行间体现出积极向上情绪的修女,比其他不甚开朗者要长寿。
2004	布莱泽和希贝尔斯	跟踪了 4162 位居住在美国北卡罗来纳州、年龄介于 65 岁至 105 岁的居民。 结论:积极的情绪与寿命呈正比。
2004	吉尔特等人	跟踪了 65—85 岁的荷兰居民,为期 9 年。 结论:乐观的心情能够降低死亡率,男性尤为明显。

于乐观的人群，悲观者的寿命显然较短[23]。在另一项历时 11 年针对 866 位心脏病患者的研究中，我们也注意到：乐观者的寿命显著高于悲观者[24]。同样，通过对 11 557 名德国人的研究，我们也发现了与上述研究相同的现象。此现象在男性与慢性病患者中尤为明显[25]。

快乐与疾病

我从未见过一个快乐的人抱怨他的病痛。更有意思的是，当爷爷奶奶辈与孙辈在一起的时候，往往笑逐颜开，甚至连头痛脑热都烟消云散了。事实上，愉悦的心情确实有助于身体健康；同时，我们的心情最终又得益于良好的健康状况。但是，这并不意味着通往快乐的道路禁止罹患疾病的人通行。因为，即使是那些饱受沉疴之苦的患者，也会在觉得自己时日无多的情况下为自己寻找些乐趣作为权宜之计。由于死亡的危机感，会促使那些患者更加重视生活中最重要的事物，而不再纠结于一些细枝末节。换言之，疾患并不能阻止患者拥有好的心情。并且，快乐对提高生活质量以及改善病程都大有帮助。在台湾曾经进行过一项为期 8 年的研究。其间，调查了 3363 位长者。结果显示，心情越好的老人就生活得越有活力（更多自主能力）[26]。

另一项研究显示，在 1739 个被调查的加拿大人中，不论年龄与初始健康状况如何，快乐都能降低心血管疾病的发生率[27]。同时，研究也发现，快乐能够减少因心血管问题导致的死亡[28]。相反，焦虑与抑郁程度则为心脏问题拉响了预警[29]。

其他一些研究同时显示：

●悲观者的血压相对较高[30]。

●积极的情绪根据周期性的日间评估，有助于降低心率并保持其稳定。尤为重要的是,这种效果并不受压力水平的影响而变化[31]。

- 在哀伤恢复期,正面情感与血压控制有显著的关联[32]。
- 对于 65 岁以上的老人,积极的情绪能够帮助他们不借助药物来控制血压,即使他们有潜在的心血管风险因子[33]。
- 积极的情绪对于降低心血管疾病病程中的一些相关因素(例如,炎症与血黏度)有着正面的影响。
- 好心情能够抑制氢化可的松的分泌,进而降低代谢、心血管活动以及免疫等出现紊乱的风险[34]。
- 愤怒与敌对的情绪不仅能够诱发心血管疾病,也对病情的发展推波助澜[35]。

快乐的功效不仅仅体现在能够降低心血管疾病的风险。据一项针对 29 173 名年龄介于 18 岁至 54 岁的芬兰居民的调查显示,快乐同时有助于降低致残性严重事故以及精神失常的发生风险[36]。

最后,还有一项基于 10 000 名澳大利亚居民的研究得出的结论:不论他们的年龄如何、是否抽烟喝酒或是否常做运动,那些表示非常愉快或者对生活现状相当满意的受调查者,在 3 年后的回访中显得更健康[37]。

与快乐等积极情绪对于健康的保护作用相反,负面情绪则会刺激身体产生某些与癌症、老年痴呆、关节炎、骨质疏松以及心血管疾病相关的炎症因子。同时,负面情绪还会削弱机体的抵抗力并阻碍身体自我修复功能[38]。例如,怒气冲冲的人对疫苗的反应相当微弱,相比之下,乐呵呵的人的免疫反应则要强烈许多[39]。同样,在身患艾滋病的女性中,悲观者相比乐观者呈现出显著的免疫退化[40]。另外,在一组接种了乙肝疫苗的学生中,比起那些有负面情绪的学生,情绪积极的学生能够产生更多的抗体[41]。

快乐与疾病的相关研究

研究年份	研究者	样本及结论
2001	库赞斯基等人	跟踪了 1306 名 21—80 岁的大波士顿地区居民 12 年。 结论:乐观的情绪与降低心脏病发病率及冠心病致死率有关联。
2001	奥斯特等人	跟踪了美国 2478 名无卒中史的年长者 6 年。 结论:正面的情绪能够降低卒中的概率。
2002	科伊武马-洪卡宁等人	研究了居住在芬兰的 29 173 对年龄介于 18 岁至 54 岁的双胞胎。 结论:生活满意度较高的对象因意外受伤而致死的概率相对较低。
2004	科伊武马-洪卡宁等人	研究了居住在芬兰的 22 136 对年龄介于 18 岁至 54 岁的双胞胎。 结论:生活满意度较高的对象因身心残疾而申领养老金的概率也相对较低。
2006	弗雷德曼等人	跟踪了 432 名 65 岁以上、股骨骨折的患者 2 年。 结论:情绪相对积极的对象康复得较快。
2009	希赖等人	跟踪了 88 175 名 50—69 岁、无心脏病史的日本老人 12 年。 结论:较高的生活满意度与降低男性心血管疾病、卒中以及死亡率相关。
2010	戴维森等人	跟踪了加拿大 1739 名成年人 10 年。 结论:正面的情绪有助于预防心脏病以及心肌缺血。

小结

上文所述各国的研究都显示，快乐是影响健康的积极因素，而焦虑、抑郁、悲观以及百无聊赖等则拖累着我们的健康。千万不要小看快乐带给我们的益处，因为随着快乐程度的不同，能够增进4—10的预期寿命[42]。虽然其背后的具体机理尚不明确，但是快乐显然影响着人们的心情，它不仅帮助人们对抗压力、改善机体防御功能、促进心血管恢复，而且能够加速机体的康复。

从有益健康的角度来看，保持积极的情绪尤为重要[43]。同时，开心的人也更倾向于积极运动与健康饮食，而远离烟酒甚至毒品。

鉴于快乐的人通常生活过得更美好，也更健康，快乐与健康的因果关系就显得尤为清晰了。这一点值得引起我们每个人以及政府卫生部门的注意。因为快乐应该被视为一项社会福祉，在制定卫生与社会政策时将其考虑在内[44]。

快乐是人生的基本目标，鉴于它的重要性，世界卫生组织将其设定为健康的一部分。

让快乐感染身边的人

老友洛朗是 4 个孩子的父亲。我们自小相识,从那时起他的乐观精神就给我留下了深刻的印象。这种乐观精神使他即使面对困难与苦痛,也总能从积极的角度看待事物。他有一句口头禅:"明天,太阳依然会升起。"每当事情不顺的时候,这句话就会悠悠地从他嘴里冒出。只要在他家,我的心情也会不自觉地晴朗起来。后来我意识到,正是他家中洋溢的快乐情绪感染着每一个人。

其实,每个人都能从身边人那里得到快乐,不论是家人、朋友还是熟人。一项为期 20 年的调查显示,与快乐的人为伴有着相当的助益,因为我们自身会被快乐所感染[45]。

研究显示,当一个人的生活圈子 1.6 千米范围内有一位快乐的朋友,那么他本人也觉得生活快乐的概率就会增加 25%。这种现象不仅仅局限于直接朋友,一个间接的朋友也有着同样的效果。而如果我们有幸能与一位快乐的邻居相伴,那么这个概率将会增加 34%。快乐这种传导效果会随着距离的增加而削弱。另一方面,如果双方仅是纯粹的工作关系,那么快乐就无法传递了。对此,我们该如何解释这种现象呢?

一种观点认为,类似快乐这样的情绪能够通过手势、表情

19

以及眼神等肢体语言传递给对方[46,47]。在这个过程中,镜像神经元很可能起着重要作用。

　　除此之外,一个人的其他情绪状态在一定时间内(从几秒到几周不等)也会影响到他人的情绪[48]。如果一个学生的情绪比较抑郁, 那么3个月后他的室友也会变得抑郁起来[49]。同时,这种情绪的感染也存在于陌生人之间,即使是店员或者调酒师脸上稍纵即逝的职业性微笑[50]。

大脑与快乐的意识

真正的快乐根植于自由的意志。

——亚里士多德

在第二章中，我们已经领略了快乐是如何助益于我们的健康与长寿，并让我们的生活变得舒适宜人。但是，生活毕竟逃不开喜怒哀乐、生老病死，人的境遇也各不相同，存在各种局限。那么，我们如何才能使生活充满快乐的阳光呢？

　　要回答这个问题，我首先需要向各位读者简要介绍一下大脑的功能。其后大家就会发现，喜怒哀乐同记忆与情绪一样，都是大脑中意识的产物。而记忆与情绪正是左右我们快乐与苦痛的主要因素。我有一个名叫洛尔的病人，数年来，她一直被脑海中挥之不去的痛苦记忆所深深折磨着。初识洛尔的时候，她62岁。从她的举手投足间，我无法想象在她那平静的面庞和微笑下隐藏着那样痛苦的生活经历。

　　某天，当她终于觉得可以向我敞开心扉后，她向我倾诉道："我自幼便无父无母，正因为这个缺憾，使我生活的一大部分成为了折磨。不过除此之外，我的生活还是相当平静与快乐的。"我问她为何如此有信心。她补充道："自从皈依了基督教，我就从祈祷和帮助他人中找到了救赎。我越少考虑自己，就越觉得快乐。"

　　我这里还有很多类似洛尔的例子。自幼丧亲或者很小的时候就惨遭遗弃,使他们的人生从一开始就蒙上了阴影。这也构成了他们日后痛苦的根源。然而,这种个人的悲剧并非全部,毕竟不幸的经历并不意味着他们就被快乐所抛弃,从而终日要与痛苦为伴。以洛尔的故事来说,她就从祈祷和助人中找到了快乐。 当然,条条大路通罗马,每个人都有各自寻找快乐的方法。比如说洛尔,她也是在忍受了 50 年的煎熬后才找到了属于自己的快乐。"如今,我从生活的点点滴滴中都能找到快乐。毕竟,在过去的半个世纪里,我毫无意义地把自己的生活复杂化了。那时候,我感觉就像生活在噩梦中,心里的痛苦像一条锁链把我拖向坟墓。"她回忆道。

其实,快乐与痛苦就是一枚硬币的两面(这就是生活),它们缺一不可,相辅相成。平生未曾尝过痛苦的煎熬,就无法体会到快乐的甜蜜。反之,如果没有体验过快乐,那么痛苦就会渐渐地被忽视,直至成为一种习惯。正如洛尔经常说的:"我珍惜快乐,因为内心的煎熬让我的生活变得太苦涩了。"人至中年,她便已经开始抱怨浑身上下不适,这让人不由得联想到她可能患有躯体障碍。一开始,我始终无法查出病灶。那时候,我并不了解她过去的生活以及所经历的煎熬,也不愿意在她尚未准备好诉说的时候就冒失地探寻她的过去。直到我渐渐取得了她的信任后,她才最终向我倾诉了她生命里最痛苦的那些经历。后面几天,她的病痛竟然渐渐地消退了。当洛尔再次来看门诊的时候,她开门见山地告诉我:"我感觉一点点好起来了。"数年后当我们再次相遇的时候,我能明显地感受到,她变了。她不仅开朗了许多,健康状况也大大改善了。这一次,洛尔想要弄明白"是谁在受折磨",我不明白她的意思,便请她说得详细一些。事实上,她想知道,是哪个器官的介入,才让我们意识到内心的痛苦。

其实，煎熬与苦痛都是大脑皮层的感受。当人处于昏迷或者麻醉状态时，大脑皮层的功能就停止了。此时，人也就感受不到喜怒哀乐了。因此，只有当大脑皮层功能正常的时候，我们才会有情感。为了更好地理解喜怒哀乐背后的机制，我们有必要在接下来的章节中简要地了解一下大脑的运作方式。

大脑的进化

　　人类的大脑由上千亿个神经元构成。这些神经元互相连接,从而产生海量的节点(约 10^{15} 个),并由此形成巨大而复杂的网络与通路。这些网络与通路使我们的身体能够通过诸如感觉、语言、思维、爱情、苦楚与快乐等感受,来与外部世界沟通。同时,很大一部分的神经网络记录着以往积极或消极的经历。而大脑正是通过这些存档得以分辨并感受快乐与痛苦。除神经元外,大脑中还有另一种细胞,它们被称为胶质细胞。尽管这些细胞的确切功能尚不得而知,但有意见认为,它们可能担负着辅助传导神经信号的功能。

　　一个成年人的大脑重约 1.5 千克,男性的平均脑容量约1260立方厘米,而女性约为 1130 立方厘米。

　　大脑的结构随着生命的进化而趋于复杂。它的进化历程可以大致分为以下 3 个阶段,分别对应着现代大脑的 3 个部分 [51,52]:

　　● 原脑或爬行动物脑,出现于距今 4 亿年前。

　　原脑相当于现代的脑干,负责控制呼吸、饥饿感、口渴感、体温、内分泌、生殖功能、运动技能,以及心跳等最核心的生理功能。同时,原脑也控制着如应激反应以及警戒反应等本能反应。这些功能对于机体的生存起着至关重要的作用。原脑存在于爬行动物中,这一类动物的行为比较原始,不具备群体合作与照顾后代的行为。

●古哺乳动物脑,出现于 6500 万年前。

古哺乳动物脑是一种相对比较进化的脑结构,相当于现代大脑的边缘系统。它们负责情绪(如恐惧、愤怒、爱情、嫉妒等)、本能行为、记忆以及出于护犊而对威胁做出的警戒反应。在哺乳动物中,边缘系统能够通过姿态、面部表情、外观、气味、动作等来判断对方的行为。

●新皮质又称新哺乳动物脑,出现于 360 万年前。

新皮质相当于现代的大脑皮层。新皮质使我们能够感知体内外的现象,并负责诸如语言能力、创造力、理解力、逻辑推理能力、分析解决方案、判断力、运用符号以及控制冲动等高层次的心理功能。也正是因为新皮质的出现,使人类得以听说读写、演奏音乐、思考以及创造新事物;也使我们得以以史为鉴,从成功与失败中汲取经验教训。

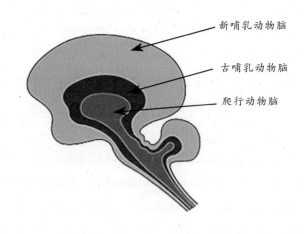

新哺乳动物脑

古哺乳动物脑

爬行动物脑

原脑与古哺乳动物脑的主要功能是负责控制恐惧、战斗或逃跑等事关生死的本能反应。直到新皮质的出现，才使人类拥有理性、思想、思考分析能力以及决策力。正是这部分大脑的思考能力，使人类具有了喜怒哀乐。当然，原脑与古哺乳动物脑也部分参与了情绪的过程。

　　煎熬的背后其实包含了多种情绪，其中最主要的是恐惧。恐惧是一种伴随着进化过程发展而来的情绪。在史前时代，恐惧能够帮助生物体更好地适应极端恶劣的环境。彼时，环境与同类的挑战无处不在，生存成为了核心目标。在这样严苛的环境下，生物体必须做出适当的生理反应以自保。首当其冲的就是要求生物体能够快速感知危险并评估环境，以做出是战斗还是逃跑的决策。单是原脑与古哺乳动物脑就已经具备了上述能力。也就是说，做出战斗或逃跑的反应，只需要用到这两者之一，而爬行动物正是此种情况。

　　那么，既然人类拥有更高级的大脑皮层结构、更复杂的思维，却为何仍然通过低等的部分来应对危机呢？答案或许是自然选择。面对危机，反应时间攸关生死，本能反应相对理性反应有着速度上的优势。比起本能反应，理性反应需要动用大量的神经通路。也正因如此，面对紧急情况，我们做出是战是避的第一反应是不经过大脑的。此时此刻，三思而后行极有可能危及生命。

　　面对危机，生物所做出的战斗或逃跑的反应，是一种应对恶劣环境而发展出的适应性反应。尽管现代人类已经无须面对数万年前穴居人所面临的各种危险境地，但我们的身体依然保留着最原始的反应。当代人类所面临的危险或是抽象的，或是情绪上的，如侮辱、指责、工作压力、面临检查、苛刻的上司、考试、过重的工作或家庭责任……并无生命危险。面临此类挑战时，做出战斗或者逃跑的反应就极不合适了。这种反应反而成为了不快与痛苦的来源，并引起一系列生理上的变化，如心率或呼吸加快、血压上升、肌肉紧张等。这也解释了为何我们完成了一天紧张的工作（和同事讨论工作，压力过大）后会感到精疲力尽，尽管大部分时间是坐着的。

当今社会，人身威胁已经让位于精神与心理上面临的挑战。无论真实与否，这种类型的挑战对亲友间的关系影响更大。此时，往往一方冒犯的言行或者另一方不当的回应，会给双方带来不必要的不快。

只有了解了引起不快的原因，我们才能更好地面对这类言行所带来的不快。洛尔通过祈祷与奉献精神从而使自己变得更宽容，也能更平和地面对别人不当的言行。当然，也有人通过一系列放松练习以及禅修等方法来缓解人际压力。

大脑的结构

洛尔一直很好奇,为什么自己总有一种陷入痛苦的倾向。"我的脑子总是把我推向痛苦。"她向我解释道,她的脑海中总是充斥着那些悲观的念头和情绪,这让她痛苦不堪。她曾问我为何身体会有这么离奇的反应。她已经受够了这样的折磨,希望能找到一种快乐药来帮助自己对抗那些不堪回首的记忆。

我试着简单地向她解释痛苦的生理机制。她笑着说:"我已经不需要知道这些了,因为我已经在祈祷和助人中得到了解脱。"

当然,如前所述,大脑掌控着我们的喜怒哀乐。对大脑的运作有一些基本了解能够帮助我们更好地理解痛苦的根源,并找到通往快乐之路。这条路是由无数人不断尝试,一点一点摸索出来的。"旅人,天下本无路,不积跬步无以至千里。"[53]

人脑是由一系列的结构所组成的。它主要包括:大脑皮层、基底节、边缘系统、丘脑、下丘脑、垂体、脑干以及小脑。

大脑皮层面积约 2500 平方厘米,高度折叠,被头骨所容纳。这种折叠形成了大脑沟与回的结构。大脑分为左、右两个半球,每半球由四叶,即额叶、顶叶、颞叶及枕叶组成。左、右半球由大脑纵隔所分隔,并通过一种称为胼胝体的结构相连。

大脑的各脑叶分管着各项生理功能。额叶控制着语言、抽象思维、情绪、自主运动以及动作协调。而辨别声音、音调和幅度以及记忆的存储则由颞叶负责。顶叶掌控着物体识别以及触觉、热、痛等躯体感觉。同时，图像处理及解释则由枕叶完成。

边缘系统包围着脑干。如前文所述，它控制着"战斗或逃跑"反应，因而在情感、冲动以及危机反应中起着重要作用。同时，边缘系统也参与情绪波动的过程以及记忆的形成。

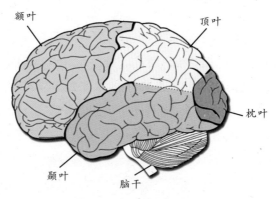

大脑皮层的解剖结构

大脑皮层下的结构称为基底节，它包含壳核、苍白球以及尾状核。这些结构与脑运动区、小脑以及脑干的不同区域相

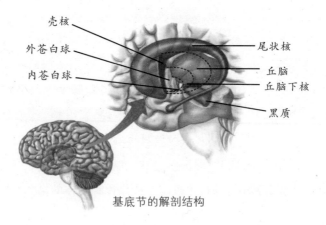

基底节的解剖结构

连,并参与运动功能的控制。

　　边缘系统由海马体以及杏仁核组成。海马体的主要功能是参与记忆的创建,以及为情绪提供空间元素、理智和语义等以赋予其意义。癫痫、脑部感染以及阿尔茨海默病都会造成海马体损伤并引起顺行性失忆(即难以组织新的记忆)。实际上,此类患者对于受伤前的事件有着完整的记忆,只是这些记忆很快就丧失了。

　　杏仁核通过一些特定的激素和神经递质(如肾上腺素、去甲肾上腺素、多巴胺、血清素等)来控制情绪以及相关的记忆。杏仁核双侧病变的患者表现为情绪反应障碍,甚至丧失恐惧等基本反应。此时,患者就会陷入一种麻木状态,他们既感受不到焦虑,也体会不到快乐。

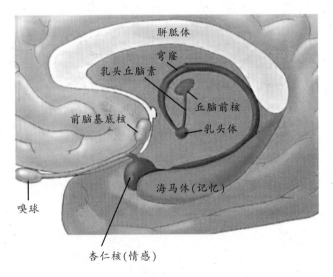

边缘系统的结构

　　正因为边缘系统的这两个部分在记忆过程中的重要作用,才构成了痛苦的根本生理基础。由于边缘系统所处理的事件的本质(如危机、暴力、生理问题、性或心理问题)及其生理反应与生化产物,其所形成的记忆—情绪上的激动是十分深刻的。

洛尔当年被亲生父母遗弃后又遭养母虐待,尽管她已经将养母当做自己的亲生母亲。"有一天,"她说,"我拿了家里1分钱。当养母在我的背包里发现了那1分钱后,她竟然用火烧我的手指。14岁那年我离家出走了,我的养母竟然报警,说我偷走了家里的钱。"

洛尔的童年因为养母的侮辱与家暴而不堪回首。这些经历会造成强烈的生理反应,引起肾上腺素等激素的分泌,从而深深地烙印在她的脑海中。这种机制使得那些像洛尔一样经历了创伤的人对于事发时身处的环境,以及该经历中最重要的细节印象尤为深刻。就洛尔的经历而言,即使多年之后,她依然对事发时的地点、继母的衣着甚至火焰灼烧手指而散发出的焦臭味记忆犹新。这些回忆犹如附骨之疽,不时在她脑海中闪现,特别是当她重逢似曾相识的情形时。

面对致命威胁,这种记忆机制能够帮助生命体拥有更大的幸存概率。因为火灼、狗咬、食物中毒之类经历会在记忆中留下深刻印象,使我们在今后能更好地避免类似境遇。

然而,这种记忆机制的"副作用"是:对于像洛尔那样幼年遭受过打骂和侮辱的人来说,这也是煎熬的根源。在日后的生活中,他们还会经历诸如恐惧、怨恨、愤怒、仇恨等负面情绪,或者遇到强势的人。所有这些都会让他们回想起当初的遭遇。洛尔成人后所经历的许多煎熬,很大一部分都能从她不幸的童年经历中找到影子。它们会不时地从她的脑海中泛起,影响着她的为人处世。正如她所说:"过去的阴影总是把我带上煎熬的歧途。"

　　童年的阴影以及日后经历的种种不快，轮番地在洛尔生活中的各个角落重复着,使她愈加痛苦。那么,如何才能打破这种恶性循环? 如何才能减轻甚至消弭创伤所带来的影响呢? 洛尔的答案是:通过祈祷与帮助他人,可以在某种程度上找到内心的平衡与清明。当然,通向快乐的路并非仅此一途,我将在后面的章节中向各位读者详述。

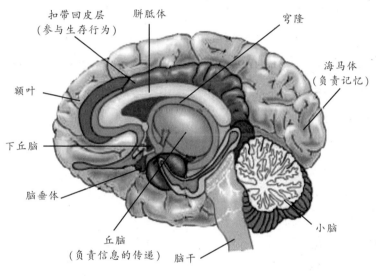

大脑的内部结构(纵切面)

　　小脑位于大脑的后部,它主要负责运动协调与身体平衡。脑干处于大脑的下部,通过小脑的前端,和脊髓相连。脑干控制着最基本的生理功能,如呼吸、体温、心率等。

　　纵向来看,丘脑位于大脑中心,负责将知觉传递给大脑,并参与愤怒、恐惧等情绪反应。丘脑的下方是下丘脑。下丘脑仅有一颗葡萄大小,它与脑垂体协同控制着体温、消化、血液循环、睡眠、激素分泌以及机体水、电解质平衡。

脑细胞：神经元与胶质细胞

　　尽管洛尔已经找到了通向快乐之途，但这并不意味着就能无忧无虑了。学会快乐，只能使我们忘忧，却无法左右那些导致痛苦的外部因素。当然，过去的不开心记忆，即内因往往才是造成我们煎熬的主因。矛盾的是，所谓"煎熬的记忆根源"并不实际存在。尽管给我们带来了痛苦，但"煎熬的记忆根源"仅仅储存在神经网络的神经元中。

　　神经元是大脑的基本组成成分。神经元由细胞体、树突以及轴突构成。神经元通过轴突与树突互相连接，并通过它们传导神经冲动。大脑正是通过这样的传导方式从全身接受信息，并向身体发送指令。这个过程称为回路，它使我们拥有视觉、听觉、嗅觉、味觉、触觉等知觉，并得以行走、交谈，做出攻击与自卫等行为。轴突的周围包裹着一层由胶质细胞或其他类型的神经细胞所形成的髓鞘膜，以支持轴突结构并与相邻轴突绝缘。

　　神经胶质细胞为大脑提供支持，并在信息的传递及维持神经元结构上起着重要作用。它的主要功能是分隔神经元、提供绝缘；调节脑脊髓液，去除突触释放的神经递质，形成血—脑屏障[54]，并参与神经系统的修复。胶质细胞主要有 3 种类

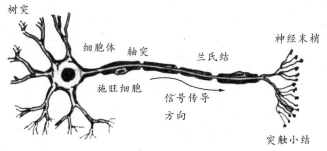

典型神经元的结构

型:星形胶质细胞、少突胶质细胞,以及小胶质细胞。

20世纪90年代,里佐拉蒂[55]的团队对于特定神经元的功能做出了重要发现。他们在猕猴的大脑中发现了一种被称为镜像神经元的细胞。这类细胞也存在于人类大脑皮层中的布罗卡区和顶下叶中。

镜像神经元在机体执行某个行为或者观察其他个体执行同一行为时,都会

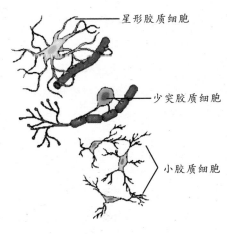

胶质细胞

发出相同的冲动。因此,镜像神经元在模仿及学习中起到了重

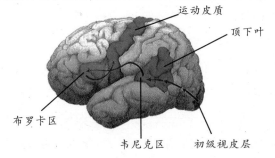

要作用，并可能与理解他人的感觉(共情)有关。这些细胞使我们得以在脑海中模拟他人动作，通过共情来揣测他人的意图并预判下一步动作[56]。

比如，当你看到别人拿起一支笔的时候，你的镜像神经元就会自动模拟这个动作，并预计下一个动作，比如记笔记或者签支票等。这就使旁观者能够预判对方的意图与动作。当然，这种预判并不总是准确的。如上例所示，当一个人拿起一支笔，他有可能把它交给别人，或借此打开信封。不过，大部分时候，镜像神经元都能比较准确地预测到对方的意图。

"理解镜像神经元的功能与运作机制是至关重要的。它们无疑是社会学习、模仿，以及文化、技术和行为传播的核心。"[57]

这一发现为理解学习机制开启了一扇新的大门。同时，正因为镜像神经元在模仿、学习以及共情中起着重要作用，这也为我们学会快乐提供了新的思路。

共情是一种换位思考，即设身处地地体会别人感受与想法的能力。吉赛尔曾经告诉我，她发现因为自己"痛苦和煎熬得够呛"，亲朋好友们都已经对她敬而远之了。事实上，她整日愁眉苦脸确实给别人带来了不适和不快。这种反应正是由共情所引起的。共情是社会关系的重要基础，它能帮助人们更好地参与社会合作以及交际。另一方面，共情也有助于消除抑郁、注意力障碍以及犯罪事件[58]。

神经元的功能

当我们的手指被针扎到时，针眼周围的神经元就被激活了。这些活化神经元将针扎的信息以神经冲动的方式传递给大脑。神经冲动是一种电波，它经由轴突传导至突触终端并形成突触小泡。在突触终端，神经冲动引起神经递质的分泌。分泌的神经递质在突触间隙中循环，并且诱导相邻神经元产生新的电波。如此,电波在神经元中逐个传递的过程被称为突触传递。

大脑通过这样的传导方式与身体其他部位通信，并通过感觉器官(视觉、触觉、嗅觉、听觉以及味觉)与外部世界取得联系。

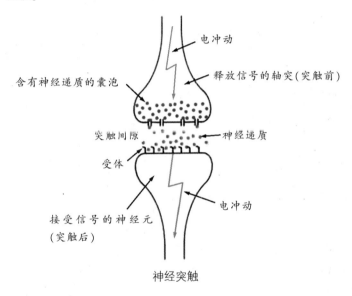

神经突触

神经递质主要包括多巴胺、去甲肾上腺素、肾上腺素、血清素、谷氨酸、γ-氨基丁酸(GABA)、组胺以及内啡肽。

多巴胺由下丘脑分泌,负责控制一个人的情绪,并具有传递快乐、兴奋情绪的功能。

去甲肾上腺素在注意力、情绪、睡眠以及学习的过程中起着重要作用。在处于紧张或疲劳状态时,肾上腺就会向血液中分泌去甲肾上腺素。

血清素被称为快乐物质,它负责调节心情并减轻焦虑。高水平的血清素使人乐观并平心静气。同时,血清素能够减缓疼痛,并有助于改善睡眠、促进食欲与控制血压。

有些人尽管生活困苦,却始终保持着近乎天生的乐观。现代科学研究显示,乐观是可以遗传的! 也就是说,有些人生来就倾向于乐天派。当然,这仅仅是一种倾向,并无严格的因果关系。据推测,这种遗传倾向可能与血清素的分泌能力以及血清素在突触间的半衰期有关。

内啡肽是一种类吗啡物质。内啡肽具有纾缓疼痛、缓解焦虑的功能,并激发幸福感。

谷氨酸在很大程度上扮演着神经递质的作用。谷氨酸的缺乏会引起学习障碍以及长时记忆障碍。

关于情绪

　　情绪是人类在面对情感、环境或心理体验时产生的一种正常反应。在个别情况下,脑海中挥之不去的负面情绪会使人陷入痛苦的泥潭无法自拔。曼努埃尔与夏尔正是这样。前者被深深的恐惧所笼罩,使得他在生活中处处畏首畏尾;而后者的火爆脾气则为自己在生活和工作中带来了诸多麻烦。

　　我们都曾经历过恐惧、愤怒、快乐、沮丧等情绪。但是要清楚地界定这些情绪,却不是件容易的事。因为情绪本身是一种很复杂的现象。某种特定的情绪不仅仅是一种涉及神经与激素的生理反应,也是一种表达性的行为,同时还是一种意识经验。一种纯粹的情绪反应首先会引起相关的感受,接着会衍生出与之相关的想法。比如,当一个人灰心丧气的时候,首先会产生沮丧的情绪,然后是感到郁闷,接下来会出现绝望、乏力及食欲减退。因此,情绪与感受代表了两个不同却紧密相关的过程。

　　实际上,当人脑的某些部分受到某个事物或者记忆的刺激时,就会触发某种情绪。在进化过程中,我们的大脑早已为某些刺激做好了准备,使得我们的情绪反应成为可能。这种反应因人而异,并与个人的身世、文化背景以及心理状态密切相关[59]。情绪反应的根本意义在于帮助生物适应环境。

传统意义上认为基本的情绪有：恐惧、惊讶、厌恶、愤怒、喜悦以及悲伤，等等。它们反映了生活中的如下状况：

- 危机、不确定性、缺乏安全感(恐惧)
- 困惑、震惊、麻木 (惊讶)
- 恶心、讨厌 (厌恶)
- 恼怒、怨恨、苦楚、敌意、愤恨、易怒 (愤怒)
- 欢乐、陶醉、幸福、安全感 (喜悦)
- 悲观、难过、孤独 (悲伤)

除了上述基本情绪之外，还存在着另一种情绪，称为第二情绪或者社会性情绪。这些情绪包括：负罪感、羞耻感、嫉妒与骄傲，以及其他如冷静、紧张、不适等已知的背景情绪。此外，冲动、内动力、伤心、乐趣等也可以被归为情绪之列[60]。

当然，情绪也能够以正面与负面来分类。比如，愉悦、幸福等就属于正面情绪，而悲观、厌恶、羞耻与怨恨等则属于负面情绪。通常，情绪使人产生一系列情感体验，并以此主宰着人们的行为：愉悦的感受使人们趋之若鹜，不快的感受则让人避之不及。

在一次对洛尔的心理咨询中，我问她是否意识到曾经的创伤所引起的负面情绪给她带来了多少痛苦。实际上，她从未意识到，给她带来痛苦的是错综复杂的生活与问题重重的状况。然而，在祈祷与助人中所产生的积极情绪，或多或少地帮助她中和或者至少缓解了负面情绪所带来的不良影响，并最终使她在潜移默化中走出了阴影。

研究发现，如果人们时常经历负面情绪的侵扰，那么他们生活中的其他方面也会显得十分负面，正面情绪亦是如此。诚然,上述关系并不是简单的、机械的。因为即使个人正经历着焦虑、伤心等负面情绪,他也完全能够以积极的情绪来面对生活[61]。此外,在下文中我们也会提到,人们可以利用神经可塑性来重构记忆的神经回路。

总结起来,我们可以这样认识情绪[62]:

● 情绪是一种生物化学与神经反应。它的主要功能是帮助机体更好地生存。

● 情绪是由遗传决定的,并在人类进化过程中不断演变着。同时,情绪也可能受到学习与文化背景的影响。

● 情绪并不由意识所决定,而是由边缘系统(古哺乳动物脑)、原脑(爬行动物脑)与大脑皮质(新皮质)参与管理的。

● 情绪有两个关键组成部分,即主观因素(感官)与生理反应。而后者则另有两个层次:植物性神经反应(流汗、颤抖,以及导致面色苍白或潮红的皮下血管收缩或扩张),以及肌肉反应(战斗或逃逸、防御形态等)或姿态反应(恐惧或焦虑的表情)。所有上述反应皆与意识无关。同时,它们刺激着大脑皮层,使大脑意识到情绪(害怕、恐惧、焦虑等感受)的存在。

情绪与理智是一个完整心理经历中的两个元素。"表达与感受情绪的能力是理智行为的精髓。"[63]

就曼努埃尔来说,每当他站在窗前、居高临下之时,就会感到恐惧。这和他童年时的创伤有着莫大的关系。7岁那年,当曼努埃尔放学回家的时候,他目睹了爷爷在家中上吊自杀的情形。"当时,映入我眼帘的是爷爷因窒息而发紫的脸,他张着嘴,舌头耷拉下来,"他回忆道,"我以为他只是想吓唬一下我,还觉得挺滑稽的。"曼努埃尔的爷爷以前是个小丑,所以他以为爷爷只是想跟他逗乐,还央求他下来。见爷爷一动不动,小男孩只得向人寻求帮助。他在院子里找到了奶奶并拉着她进屋,说道,"爷爷站在椅子上做鬼脸"。

当奶奶进屋看见丈夫上吊的死状,她顿时晕厥了过去。曼努埃尔的心瞬间被恐惧吞噬了,他转身就跑,不停地责备爷爷不该把奶奶吓坏了。当时他的母亲正在厨房里忙碌,被小男孩凄厉的哭声吓到了。当她终于在后院里找到曼努埃尔的时候,小男孩已经泣不成声。哭了一会后,曼努埃尔终于断断续续地告诉母亲:"爷爷在自己屋里,站在一把椅子上,还耷拉着舌头,吓死人了。奶奶一看就晕过去了。"听到这里,小男孩的母亲冲进爷爷的卧室,却再无声息。曼努埃尔苦等了半天,直到两个大人缓过神来,把爷爷冰凉的尸体抬出了屋子。

这场惨剧可能是导致曼努埃尔产生恐高症的原因之一。"每当我看着窗外,就会不由自主地害怕会摔下去。这种坠落感每次都让我深感恐惧。每每至此,我就会感到心悸、打寒战,浑身大汗淋漓。甚至有时,我还会头晕目眩或者浑身僵硬,就好像被吓呆了一般。"曼努埃尔述说道,恐高症已经影响到了他的日常生活。他就因此丢了第一份工作。那是一份工地上的工作。好几次在他往上爬时就会触发内心的恐惧,结果每次他都被送去医院。 另外,因为租住着廉租房,他无法选择楼层。他的公寓被安排在了四楼。这使他不得不成天紧闭窗户,也使他和妻子争执不断。尽管妻子建议他去看心理医生,他却拒绝求医,因为他羞于承认自己有恐高症。在一次咨询过程中,曼努埃尔将他的经历告诉了我。引起我注意的是,爷爷的自杀给他带来的不仅仅是伤痛,还有羞辱。因为牧师拒绝为自杀身亡的爷爷主持葬礼。根据基督教教义,只有上帝才有权决定个人的生死。因此,曼努埃尔不仅得承受爷爷自杀之痛,还要顶着被逐出教会的压力。

他终于决定求助于心理治疗，以期从创伤中解脱出来。不久后我再次见他的时候，我注意到他的状态有所改善，也开始快乐了起来。

在一些极端的例子中，过度恐惧所带来的负面影响甚至会完全打乱患者的日常生活。这种深切的恐惧可能根植于身心创伤（如被殴打、被强奸、经历车祸、目睹暴力行为等）及创伤后应激所留下的记忆。当然，恐惧其实是一种适应性情绪。它使我们趋利避害，从而有利于机体的生存。

情绪的发生机制

目前，大脑中有 3 个区域已经被证明与情绪密切相关，它们分别是下丘脑、边缘系统以及大脑皮层[64]。

下丘脑在情绪发生过程中担负着不可或缺的功能，它与丘脑一起负责情绪反应。此二者将必要的信息传递至大脑皮层，以使大脑意识到情绪的发生。

为了使各位读者能够更好地理解情绪的机制，请想象一下如下的情形。设想你正走在一片树林中，突然你看到数米之外似乎有一条蛇。这个疑似蛇的图像迅速通过视神经从眼部的视网膜传导至枕叶。紧接着，枕叶将信号发送到海马体以及前额叶。在海马体中，这个图像与储存其中的记忆图像比对，以分析其潜在的危险。紧接着，海马体立即向负责"一般戒备"的杏仁核发出警报，并激活杏仁核将信息传递给下丘脑和脑干。下丘脑和脑干在接收到信息后会引发一系列反应，使身体进入"战斗或逃跑"的状态。与此同时，前额叶通过完整的分析对图像做出评估，并且促成如下两种类型的反应：

（1）如果大脑确认那是一条蛇，就会立刻做出战斗或逃跑反应。

(2) 如果大脑确认那并不是一条蛇而只是一根很像蛇的树枝,此刻灵魂就归位了。顿时你血压恢复正常,感到一身轻松。尽管身体已做好"战斗或逃跑"的准备,但这已不需要了。

正如我们先前所提到的,在日常生活中,"蛇"所代表的危险可以是上司、老师,或者是别的人或事。总之,对于所有我们认为危险的状况,身体的反应都是一致的。有所不同的是,面对老板、老师或者其他人,战斗或逃跑都不是合适的选择。此时,就只有做权宜之计。而这恰恰给人带来了不快与痛苦。

情绪的发生机制

影像	描述
	引起情绪(恐惧)的事物。
	事物的影像定格在眼内的视网膜上,并被传输到枕叶。
	枕叶接受并处理图像,随后将其传输至海马体与前额叶。
	海马体通过分析图像以评估潜在的危险,并与"危险数据库"中的影像相比较。接下来,海马体向杏仁核发送警戒信号。 前额叶能处理的信息量较杏仁核更大,但是反应速度不及杏仁核。前额叶将影像与自己的记录做比对,以判断此物体是否为蛇。

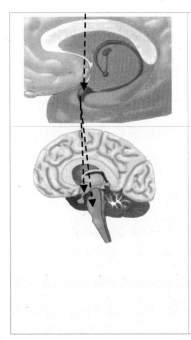	杏仁核触发警报并向下丘脑与脑干示警。
	下丘脑与脑干向各器官发送信号，并引起一系列的生理反应。身体会做出是战是逃的反应，也可能浑身僵硬。 机体的主要反应有：心率加快、血压上升、呼吸急促，以及皮下血管收缩；同时，包括面部肌肉在内的全身肌肉高度紧张。此时人就会有恐惧的表情。

记忆与情绪

对于生命中的重要事件，即使是在多年之后，我们往往依然记忆犹新。这可能是由于感情太过强烈，在脑海中留下了不可磨灭的记忆。

由此看来，情绪与记忆之间存在着加成效应。越是强烈的情绪，就会引发越大的关注，由此促进事件更活跃地存档，进而增加了将整个事件蚀刻到意识中的概率。无法抹去的记忆由此而产生。

曾经的创伤与阴影所造成的持续性的伤痛，往往时隔多年后依然会如影随形般地困扰着当事人。安妮告诉我，正是她童年所遭受的虐待，使得她不再相信任何人，并迫使她离开父母、离群索居。"我14岁那年,就将我的身心献给了第一个承诺爱我的男人,"她回忆道,"在遇到他之前,我那铁石心肠的父母从来没有关爱过我。"可是在她怀孕数月之后,那个男人就抛弃了她。这使得安妮在15岁时就不得不早早地成为了一个单亲妈妈。多年来,这些阴影依然深深地折磨着她,使她痛苦不堪。"虽然我早已逃离了父母的魔掌,但是命运对我的惩罚却依然无休无止。"她觉得自己似乎被永久地烙上了痛苦的印记。虽然这种诅咒只是存在于她的脑海中的臆想,但那些负面情绪和阴影却正是她无尽痛苦的罪魁祸首。

和其他很多人一样,帕特里克、让-夏尔、曼努埃尔、洛尔、安妮都饱受着往日的创伤与阴影的折磨。由于痛苦的记忆更易萦绕心头,这使得他们的注意力更倾向于痛苦的经历而忽视了生活中快乐的点滴。所以说,我们都是各自记忆的受害者。记忆是苦与乐不竭的源泉。然而,大脑与理智也提醒着我们,回忆并不是当下的现实,那只是意识的产物。如果认识到这点,我们就能与那些不堪回首的记忆保持距离。如此,我们的生活就会有所不同。

无论是伤痛还是快乐,都会引起关注,并被牢牢地印在脑海中[65]。恐惧的经历帮助我们记住危险的情形以便将来能够避开。伤痛也是同样的。正所谓"一朝被蛇咬,十年怕井绳"。记忆往往更倾向于记录那些体验特别强烈的经历,而大脑正是利用这些记忆来趋利避害。

人类的记忆可分为几种类型[66]。那些与情绪相关的被称为情景记忆,此外还有语义记忆、表征记忆、程序记忆以及工作记忆。

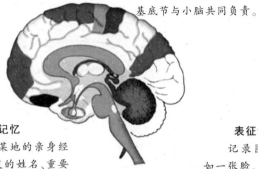

语义记忆

记录语义、社会习俗以及事物功能。由大脑皮层负责。

程序记忆

记录习得的技术并促进诸如驾驶、打球等动作的改进。这部分记忆不由自主意识控制,由基底节与小脑共同负责。

情景记忆

记录某时某地的亲身经历。例如,朋友的姓名、重要事项的日期等。事发当时的心理状况很大程度上决定着情景记忆的程度。由前额叶、海马体以及丘脑共同负责。

工作记忆

记录目标任务。由大脑皮层与前额叶负责。

表征记忆

记录图像信息,如一张脸、一幅画或者其他似曾相识的信息。由大脑皮层负责。

不同记忆类型所对应的大脑功能区

记忆的生理机制

记忆存储信息是一个复杂的过程,它牵涉到一系列神经连接的建立以及蛋白质的合成与传递。这些蛋白质促进神经突触间的通信,也协助新的突触的形成。同时,这些蛋白质在记忆的建立过程中会在大脑不同的区域,尤其是海马体产生一个包含一定数量神经元的特定网络。这个网络去芜存菁,仅仅记录事件中最重要的特征。之所以记忆无法记录事件的所有细节,是因为这是由大脑的能力所限制的。在大脑皮层中,这些事件被永久地保存在神经网络中,以供随时调阅。因此,要勾起对某件事情的回忆,就需要重建或者找到事发时所形成的特定的神经网络。特别需要指出的是,回忆时所激活的神经网络并不一定完全来自我们试图回想起的事情本身，往往记录其他事件的神经网络也会提供相关的信息，并引起对其原本记录的事项的联想。同时，当我们尝试记起某些事实的时候，回忆会建立在一些关键点上，并由大脑的模拟功能来补充缺失的细节。比如，若我们的初吻发生在一片树林里，大脑会特别记住初吻这件事，而忽略树叶的颜色。在重新组织记忆的过程中，大脑会从其他记忆中调取树木的特征以补充缺失的信息。这个过程被称作模拟，在此期间，那些不快的记忆就会被潜移默化地修改。因此，若在回想起某些不开心的事时，能够特意插入一些快乐的事，杏仁核与海马体就会将这些快乐的元素整合进来 [67]。这样，日后再次回想起来时，心情就会大大地改善了。因此，对于过去的不快，如果我们一味沉溺于负面情绪之中，那么对于整件事情的记忆将会越来越沉重。反之亦然。利用好大脑的这种特性，我们就能减轻过去的阴影所带来的痛苦。对于洛尔来说，每当心头泛起那些年的不幸，她就会加倍地祈祷以平复心中的苦痛。最终，那些不堪回首的记忆渐渐地被祈祷中的感悟所替代。在不知不觉中，她已经利用了上文所述的原理。综上所述，用开心的事来冲淡伤痛的回忆，能够帮助我们在追求快乐之路上前行。

为了忘却的记忆

遗忘，也是一种能力。它使我们不必记得所有的经历。就很多事情而言，我们往往一转眼就忘了。遗忘，帮助我们快乐。

我们要感谢遗忘的存在，否则我们的生活将因永远无法忘却那些无尽的琐碎而深受困扰。设想一下，如果我们能够巨细靡遗地描述 30 年前某天中的任何一个细节——出门穿了什么衣服，一日三餐吃了什么，都遇见了哪些人，电视里播放了什么节目——那我们也会清楚地记得所经历创伤的每一个细节。而这样就会将痛苦成倍地放大。

这种看似惊人的记忆力，实则意味着大脑功能障碍。因为当我们的存储空间被无用的信息碎片所占满时，大脑将腾不出必要的空间来快速检索海量的记忆。如果你问一个"记性超级好"的人：树是什么样的？他可能会回想起一生中所见过的所有的树。而此时如果要求他选一棵树来描述的话，他可能就无能为力了。所幸的是，所谓的"记忆增强"病例少之又少。另外，"记忆增强"也并不意味着过人的智慧。

遗忘是一种正常而必要的生理功能，它保证了大脑的灵活性。大脑会根据事件的内容、情感及个人喜好来选择性地删除某些事情。印象会随着事件重复的频率而加深。反之，则会渐渐淡忘。

遗忘被认为是神经网络在衰老历程中丢失信息的过程。另一种观点认为，神经网络中存储的信息并不会丢失，所丢失的只是那些帮助调取这些信息的元素。缺少了这些元素，大脑就无法找到记忆存储的路径了。还有一种观点认为，遗忘是由过去的记忆互相干扰造成的。同更早的记忆一样，过往的记忆干扰或抑制着新记忆的形成。这样的干扰可能是顺序性的，即记忆按时间先后一一排列。新的记忆可能对更早的记忆形成干扰。另一种干扰形式则可能是主动性的，亦即曾经重复的经历会抑制后来类似的记忆形成。

最终，遗忘使那些创伤与阴影给我们带来的伤痛得以随着时间流逝而消散。时间能冲淡一切的伤痛，即便是痛失挚爱。

4

快乐的文化

世人皆在找寻快乐，殊不知快乐就在你我心底。

——埃米利奥·拉罗萨

我有一次问曼努埃尔,快乐对他来说意味着什么。"快乐,对我来说就是能够享受当下的一切,生活如意,而不用担心那些有的没的,"他回答,"当然,还有能够关爱与保护我的孩子们。"他对快乐的理解包含着对物质生活以及精神生活的追求,同时还有对好运的向往。这与拉丁语中"好运"(*félicitas*)一词的意义很相似,而这个词正是现代法语中"幸福"(*félicité*,也有"快乐"的意思)一词的词源。*félicitas*一词来自*felix*,有收获颇丰与快乐之意。同样,在古希腊语中有一个词*eudaimonia*,意味着幸福、美好、吉祥与富足。这个词由两个词根组成:*eu*代表着美好;而*daimon*则代表着神灵的意思。

　　本文中,我们将快乐定义为一种借由精神满足而产生的主观积极的情绪。这样的情绪因社会文化背景而异,即使对于同一个人,快乐的意义也会随着年龄的增长而改变。同时值得一提的是,每个人心目中理想的快乐生活,都是其文化背景与生活环境的产物。

　　基于我们对于快乐的理解以及现有的对于神经可塑性的认识[68],我们觉得很有必要在每个人年少时就向他们传授快乐的艺术,以培养一种快乐的文化氛围。同时,国民教育能够为快乐代代相传创造合适的条件。快乐应该被视为一种社会福祉，一种可习得的行为，一种如价值观、习俗与传统那样可以经受住时间考验而流传下来的记忆[69]。在口口相传中逐渐演化的快乐观，能够帮助新一代应对生活中的变故与苦难。另一方面，快乐是一种个人的感受与学习，特别是通过一系列建立在神经可塑性、积极心理学以及禅修上的练习。同时，快乐的教育应该仅限于民主国家，以防被用作政治目的。

文化是价值观、习俗、信仰与实践的集合，它构成了一个社会群体的生活方式[70]。这些价值观可能就包括了快乐观，正如爱、宽容与慷慨一样。

每一种文化所蕴含的价值观、习俗及信仰都会随着时间而演化。比如，从祖上流传下来的服饰、语言、习惯及通常的行为都一直在演变中。只是有些元素（如语言）随着时间在渐渐地演变着，而另一些（如服饰潮流）则日新月异。

从遗传学的角度来说，信息是通过遗传物质（即基因）被传递给下一代的[71]。而改变，通常由变异或偶发事件所带来。从文化的角度来说，传统的保持与改变则遵循着不同的规律，因为其中所传递的内容并不相同。文化所传递的是"大脑的软件"（整体的知识与信仰），而遗传学上传递的基本物质是基因[72]。想象一下，人类的遗传物质包含了30亿个核苷酸以构成我们的 DNA 与 RNA，而我们大脑中的神经元则是核苷酸数量的 1 万倍。同时，神经元之间的突触数量更是远远超过了神经的数目。以此观之，你可能就会发现，文化传递的复杂性要远远超过生物遗传的过程。

文化的传递过程早在我们年幼的时候就已经开始了，通常这样的传递都起始于近亲间的紧密联系。渐渐地，文化传递的圈子扩展到家庭成员、朋友、同学、师长以及传媒。实际上，获取信息与学习的过程从未停止过，直至我们生命的尽头。然而，获取信息的速度会随着年龄的增长而减缓。

由于孩子对某些影响非常敏感，父母与孩子间的文化传递有着类似遗传的效果。正因如此，父母的言传身教对后代的影响尤为显著。在孩子的心理发育过程中，有几个关键阶段[73]，文化会在他们身上打上深深的烙印。如果在这些阶段，孩子未能受到某种文化的影响，那么他们就无法显现出该种文化的特质了。正因如此，关于快乐的教育要从娃娃抓起。

快乐是人之天性

自人类之始，我们的先祖就将快乐作为一项基本需求。而追寻快乐则成为了人类永恒的主题，并伴随着人类的生存与繁衍。如果生活中没有快乐所带来的满足感，人类就可能失去生存繁衍的动力而走向灭亡。所以，对于快乐的追求已经随着漫漫进化史而被刻入我们的基因之中。

现代快乐观发源于 18 世纪。彼时，人们开始渐渐意识到，想要得到快乐，并不必待到来世。然而，基督徒根深蒂固地排斥现世的快乐。这是因为在基督教的教义中，悲观与孤独是几个世纪以来的主题。《圣经·雅各书》云："看哪，那些忍耐过的人，我们称他们有福！"（《雅各书》5:11）法国当代哲学家米歇尔·翁弗雷曾对此有过这样的论述：

基督教的本质崇拜死亡，认为人生有来世。他们蔑视肉体的存在，追求在孤独中领悟教义。同时，基督徒恐惧因原罪而受到最终的审判。 与之相对，伊壁鸠鲁学派则认为最大的善来自快乐，对快乐的追求是人类最大的智慧。因此，伊壁鸠鲁学派否认神是最高的法则制定者，也否认原罪的存在[74]。

随着启蒙运动的兴起与社会的世俗化，快乐逐渐被看作基本人权之一。历史车轮滚滚向前，1948 年 12 月 10 日，《联合国人权宣言》正式将追求快乐确立为一项基本人权[75,76]。这项国际准则从法律、社会及政治层面规范了对于人权的尊重。而对于基本人权的保护，则是社会生活与达成快乐的根本。

快乐的哲学观

哲学是带领我们走向快乐的途径之一。它给予我们智慧，使我们更接近事物的真相，从而避免无谓的痛苦。当然，哲学并不是万能的，它也无法使我们免遭生离死别或者意外之灾的打击。12 年前，吉塞勒惨遭飞来横祸，她年仅 18 岁的女儿克洛德在一场事故中丧生。自此以后，沉浸在悲痛中的吉塞勒便出现了关节疼痛、头痛以及其他身心疾病的症状。深深的自责使这场事故成了压在吉塞勒肩头的沉重的十字架。无论是神父的开解还是亲朋好友的劝慰，都无法使她从伤痛中解脱出来。即使是事发 12 年后，克洛德的不幸在吉塞勒看来依然是那么地不公平与不真实。而母亲对于"白发人送黑发人"的感叹使她深有同感，这更加深了她的负罪感。

悲剧发生在一个周一的早晨。克洛德一般会坐公车去学校。然而就在那个不幸的早上，克洛德要迟到了，便请妈妈开车送她。那天，车的前座上摆了个箱子，吉塞勒原本想把它腾出来给克洛德坐。眼见时间紧迫，克洛德没有同意，就钻进了后座。当她们到达学校的时候，到处都停满了车，吉塞勒没有选择，只能将车停在路中间，于是克洛德只好从车行道下车。由于太过匆忙，女孩儿没有注意到对面飞驰而来的卡车。就这样,悲剧发生了。尽管被立刻送医,克洛德依然没能再醒过来,几个小时后,她停止了呼吸。直至今日,吉塞勒依然对这场灾难深深地自责,"为什么那天我就没有早一点醒? 为什么我会把那个箱子留在前座上?为什么我就要把车停在双黄线上,而不是把女儿放到人行道上?为什么我就没有看看反光镜,看看后面有没有车?"

这些"为什么"在吉塞勒的脑海中久久萦绕,使她一直无法接受女儿去世的现实,更无法从哀伤中解脱出来。

她问我:"命运夺走了我唯一的孩子。当我的生活中只剩下折磨与内疚,你觉得我还有可能快乐起来吗?"

"尽管你到今天依然沉浸在内疚和丧女之痛中,但是快乐之门并未对你关上。"我试图让她明白,那并不是她的错,只是所有的意外阴差阳错地凑到了一起,"你所做的只是把她准时送到了学校。"

吉塞勒一直不能释怀,为什么这样的厄运就降临在了她的头上。 这个心病加上深深的自责,使吉塞勒内心的痛苦愈加深刻,以至于渐渐失去了生活的动力而成为一具行尸走肉。她呆板单调地生活着,同时身上莫名其妙地出现了种种不适的症状。12年来,她的生活中仅有丈夫和医生。那厚厚的一叠病历是她仅有的一丝与这个世界的联系。后来,在医生的建议下,她终于接受了心理治疗。

在面对人生中无法预知的不幸时,哲学可以帮助我们理解并看清楚事情的真相。当然, 前提是我们能够克服那些心魔。然而,人生在世,每个人或多或少都会经历痛失挚爱或其他不幸。

下面让我们来看看各种哲学流派是如何看待不幸与痛苦

的。在佛家看来,面对不幸和痛苦,应该秉持超然的态度,隐忍地接受命运的安排。当然,这并不是鼓吹逆来顺受,而是强调接受现实的勇气。生活中很多事情既然已经发生,也就不可避免。再多的悔不该当初,都是徒劳无益的。

在下文中我们将看到,在某些情况中,确实事在人为,而其他时候,则是天命不可违。如何面对这样的情形,就取决于我们自己了。 因此, 我们应该做的是将精力用在化解伤痛上,而不是一味地纠结于后悔与自责中。早在公元前 1 世纪,伊壁鸠鲁就曾忠告世人:不必为事情不遂心愿而纠结。命中注定的事情,不论我们做什么都会如期而至,此时我们也就得到了快乐[7]。

对吉塞勒来说,当她全部身心都沉浸在自责中时,任何方法都无法使她从痛苦中解脱出来。此时,她需要心理治疗来使自己明白:无论从哪个角度,她都无须为女儿的不幸承担任何责任。她之所以无法意识到这点,是因为悲伤的乌云完全遮蔽了理智的阳光。所幸大多数人并不需要心理干预,他们能够借助信仰、哲学、禅修等方法来化解悲痛。

哲学帮助我们理解世界、读懂生活,并了解人与环境和社会的关系。"哲学"(philosophy)一词本身就与快乐紧密相关,它的字面意思为"爱智慧"。词根 sofia 原意为"取得快乐的方法",而方法(method)一词则代表着"前路"。严格说来,智慧就是快乐的艺术。因此,正是哲学家肩负着探索知识以带领人类通向快乐的使命。也因如此,关于快乐的论述见诸许多哲学著作中。

古希腊哲学家苏格拉底(生于公元前 469 年,卒于公元前 399 年)认为,快乐是"美好生活"的代名词。它意味着一种正义、审慎的生活。在这样的生活中，知识指引着人们明辨是非。他进一步阐释道："一个人真正重要的事情不是活着，而是活在善中。"[78] 因此，他认为道德乃是快乐生活的必要前提，它们相辅相成。一个缺乏道德的人是不会真正快乐的，而真正符合道德的行为则应该合情合理。对此，古希腊另一位哲学家柏拉图（约公元前 427—前 347 年）也有着相近的理念。作为苏格拉底的弟子，柏拉图也认为想要快乐则必须拥有明辨是非的能力，它使世人变得仁慈而善良。如果这样，人们便能从诸如善良与慷慨这般积极而有力的行为中体会到快乐。相反，恶只会带来负面情绪，甚至影响健康。早在 2000 多年前，苏格拉底就将恶描述为无视一切快乐。 对于哲学是如何帮助世人找到快乐的这个问题，亚里士多德（古希腊哲学家，生于公元前384 年，卒于公元前 322 年）认为，一个快乐的人应该谨慎而深思熟虑，且能够对自己的举动三思而后行。快乐的人为人处事有 3 件武器，即道（逻辑）、德（良知）及习性（后天习得的）。亚里士多德相信，要做到道德与伦理上的正确，就必须兼顾各方利益。因为人既是理性动物，也是社会性动物，还是政治动物[79]。

保罗出身于一个贫苦的家庭，年仅 16 岁就不得不外出工作。数年后，保罗终于拥有了自己的货运公司，他每天都要花上 10 个小时努力工作。他的辛勤换来了丰厚的回报，公司发展到拥有 200 名员工以及 150 辆卡车。保罗对于自己从没上过大学却能积聚起如此多财富深感自豪，甚至经常夸口凭自己的财富能够买到一切，包括快乐。有一天，我问他："你快乐么？"他答道："我可没空考虑这些。工作、金钱和女人就是我生活的全部。这就是我的快乐！"

毕竟,保罗已是人到中年。工作的压力、久坐不动的生活方式、吸烟及高热量饮食的共同作用,使他的心前区开始出现不适的症状。尽管我多次警告他,这些习惯都会增加发生心血管疾病的风险,并建议他改变一下目前的生活方式,但他依然我行我素。没过多久,他就因心脏病入院治疗,在接受了心脏双搭桥手术后病情才得以缓解。保罗可以被视为伊壁鸠鲁式的人物,他们过着糜烂的生活,追求财富或其他任何能够让人上瘾的东西。这反而使他们远离了快乐。 因为聚敛财富(物质)的努力占据了他们所有的注意力,而快乐本身自然就被忽视了。同时,伊壁鸠鲁认为焦虑会产生压力。对此,他为世人开出了被称为"四重疗法"的药方 [80]:

(1) 我们无须害怕神明。

(2) 无须畏惧死亡。

(3) 幸福唾手可得。

(4) 痛苦可以避免或承受。

关于死亡,伊壁鸠鲁论述道:

我们要秉持一种信念,那就是死亡对于我们来说并不神秘。所有的善恶都源于我们的感受。生命一旦停止,所有的感觉也就消失了。因此,一个人若想正确对待死亡、消除对死亡的恐惧,就要理解生命是有限的,并且丢掉对于长生不老的渴望,这样就不会因为恐惧死亡而过得惴惴不安。因此,如果有人说他并不害怕直面死亡,只是畏惧有朝一日死亡的降临,这是很可笑的。因为如果一件事本身不会造成任何困扰,那么担心它的到来就是杞人忧天了。因此,只要我们明白生与死不会并存这样一个道理,就不再会把死亡看作洪水猛兽了。对活着的人来说,死亡并不存在;而当死亡降临的时候,生命也就消散了[81]。

那么伊壁鸠鲁学派,特别是爱比克泰德(生于公元55年,卒于公元135年)的学说,能否对那些经历过创伤的人们有所帮助呢?当我们读《手册》[82]时就会发现,很多事或经历往往是由多方面因素造成的,并不仅仅取决于自己。读过这些,可能有助于我们缓解那些毫无必要的负罪感。

在爱比克泰德看来,如果能理解以下的道理,那么快乐与自由就离你不远了:

世事既有我们力所能及之处,亦有无能为力之时。我们的观念、努力、欲望、厌恶之情等所有的主观行为皆属前者。而后者则包括譬如躯体、财产、名誉、权位等一切不由我们的意志所左右的事物。同时,如果我们力所能及,那就会本能地感到自由、挥洒自如、无拘无束。反之,就会觉得力不从心、盲目、不顺与异样。所以请记住,如果你勉强行事、盯着属于别人的东西,那你就会觉得困难重重,同时你也会感到痛苦与困扰。此时你就会怨天尤人。反之,如果顺其自然、不存非分之想,那就没有人能够强迫你、阻碍你。你也不会怪罪别人、指责别人,或者做出任何违心之举。此时,你既不会树敌,也没有人能伤害到你。想要达到这样的境界,所需要的并不是努力争取,而是知取舍。要学会彻底放下一些事,活在当下。即使你期盼着这些能与权势、财富兼得,很可能最后仅能收获前者。因为纯粹的自由与幸福是同后者相斥的。因此,每当心中的想法给你带来困扰的时候,首先练习着说:"这只是一个幻象,并不是事实。"然后用上文所提到的这些标准来衡量它。其中最重要的一点就是：这是不是我们力所能及的？如果答案是否定的，就要记得随时告诫自己，"此事与我无关"[83]。

从爱比克泰德的语录中，我们可以总结出如下几条，以帮助我们追寻快乐：

（1）当事情已然发生的时候，我们唯一能掌控的只有自己的态度，是坦然地接受，还是把事情越搞越糟。

（2）真正让我们畏惧与气馁的，不是客观事物本身，而恰恰是我们的主观解读。

（3）真正让我们对死亡产生恐惧的，是我们关于死亡的观念与想法。

（4）不要惧怕死亡，该惧怕的是恐惧本身。

（5）凡事顺其自然，别人可能有自己的想法，但这不关我们什么事。大可不必为之感到羞愧或内疚。

（6）自由，是生命中唯一值得追求的目标。

（7）真正的快乐不会随外物而改变，要学会泰然处之。

（8）快乐只存在于你我心中。

（9）不论身边发生什么，要忠于内心真正的自我。

（10）不论别人是如何为了迎合而放低身段，都要忠实于自己的精神追求。

（11）企图讨好别人是一个危险的陷阱。

（12）我们要珍惜自我的心灵，欣赏自己的理性，并忠于我们的目标。

（13）明确自己想要成为怎样的人。

（14）要仔细甄选身边的伴侣。世界上充满了乐观与才华横溢的人，要与那些能充实我们、并促使我们完善自我的人为伴。

（15）要爱惜自己的身体，但是不要炫耀。

（16）说话要慎重。

（17）要追求持久的满足，莫贪一时之快。

（18）学会保持思维的清晰是很有必要的。有了清醒的头脑，我们就能够掌握自己的心愿，并忠实于心中真正的目标。同时，它帮助我们发现连结自己与他人的纽带，以及自己肩负的义务。

世上有多少人将物质财富等同于快乐，将金钱误作快乐的终点而非通向快乐的途径？身处这个以貌取人的社会，我们或多或少可以看到混淆了财富与快乐的例子。因此，人们常将富裕误作舒适生活的标志，而非手段之一。垄断的产生是以社会思想垄断的风险为代价的，因为人们会将其当做真理。这种盲从现象自古就存在。古罗马哲学家塞内加（生于公元前4年，卒于公元65年）就曾对此有过描述。他提醒世人小心这一现象：没有什么比跟风更流行，但也是最不靠谱的了。他请世人不要随大流，以为主流就是最佳。跟风是盲目的，顺从主流思想只会遮蔽我们的双眼，让我们辨不清自己的道路，看不到前方的悬崖。

在塞内加看来，快乐的生活是这样的：

……过符合自然规律的生活；如果有健康的灵魂且能保持，那就没人能够夺走；当灵魂充满活力和激情，就会闪耀出美德与耐心的光辉;能够从容应对生活中出现的任何局面;关注自己的身体并予以尊重;无忧无虑,却不忽视生活所需;不炫耀,善于利用财富而不被其奴役。当人们不再受到任何刺激与威胁时,不言而喻,他们已然永远沐浴在平和与自由的阳光下了。就欢愉而言,是相当狭义与脆弱的。它使人陷于短暂的迷失之中,继而以无限的满足感、坚定与平等;灵魂将处于平静之中,并与自身协调共存。如此,它将善良发扬光大,而所有的冷酷皆源自于软弱 [84]。

塞内加描述了渴求快乐(主观意愿)与个人感知快乐的能力之间的矛盾。往往越追求快乐,反而离快乐越远。究其原因,所选择的道路抑或充满坎坷、需要摸着石头过河,抑或本身就是歧途。

"我是不是选择了一条错误的道路?"保罗在做了心脏双搭桥手术后的康复过程中,常常问自己这样一个问题。然而,要回答这个问题却没有那么容易。他通过奋斗使自己摆脱了贫困,但是工作与金钱却主导了他的生活。康复以后,他渐渐地又恢复了原来的生活状态。而这正像一把高悬头顶的达摩克利斯之剑。因担心旧病复发,他不想再维持那种生活状态。在前妻与父母的支持下,保罗将一部分的工作交由别人打理,为自己和家人腾出了时间。正是有了时间照顾自己与家人,改变了他的生活。保罗是这样评价他的新生活的:"我有了一些新的发现,这让我的生活充满了快乐。"很快,保罗就将更多的时间转移到园艺与家庭生活上来了。

我认识的很多病人都曾深受疾病或严重事故的折磨。然而现在,他们都觉得时不我待,把每一天当做最后一天来过。

韦罗妮克就是这样一个例子。她 57 岁那年被诊断出乳腺癌。刚接到诊断报告的时候,她感到这是命里注定的。然而,韦罗妮克渐渐地开始试着重新掌握自己的生活,来摆脱悲观与绝望,并以此为即将到来的乳房切除手术和严重脱发做好准备。"我原本对死亡就很恐惧,现在又多了对失去乳房和头发的恐慌。"她向我描述了她对失去女性最宝贵的特征的痛苦:

刚被确诊时,我绝望地发现自己身处一个可怕的未知世界中。在接受乳腺切除后,我总觉得失去了什么最重要的东西,但又说不清道不明。直到我看到自己 20 岁时的泳装照时,我才突然醒悟,我所失去的是自己的女人味。因为我意识到自己的胸部原来是多么美!这使我深感痛苦,而当我的头发也开始脱落时,更使我备受摧残。尽管这样,我仍试图保持乐观,并在母亲、孩子与互助小组的帮助下让心里敞亮一些。历经万难之后,乳腺癌的经历使我变得更美满。它促使我重新考虑生活的终点,并享受现在的每一刻。现在我感觉很好,我又长发飘飘了。同时,整形手术也重塑了我 20 岁时的胸部。

"战胜病魔,享受生活的每一天"已经成为了韦罗妮克的座右铭。她深知,与病魔"赛跑"之路漫漫无际,而自己的身体状况在治疗与康复过程中起着至关重要的作用。当医生宣布她已经痊愈、只须注意防止复发时,她整个人沉浸在了喜悦之中,仿佛重获新生。不仅如此,她更大的收获在于崭新的生活态度,懂得珍惜生活中的每一天。她清晰地体会到生命的有限,不再将时间浪费在无用的左思右想中。这促使她全身心地投入到每一天的生活中,不留遗憾。她以实际行动实践了"荷马史诗"中的一句拉丁语谚语:"抓住今天。"事实上,是病魔促成了韦罗妮克生活态度的改变。正如古希腊哲学家安提斯泰尼(生于公元前 444 年,卒于公元前 365 年)所说:"那些能拯救你的人有两类,即真正的朋友与凶猛的敌人。"[85]

类似地,先哲们还有过如下的论述:

- 听听你的敌人怎么说,他们是最先发现你的错误的人。
- 乌鸦会吃掉死者,而奉承则会吞噬生者。
- 不要以为别人都有兴趣来听你所说的一切。
- 惜墨如金是美德,而喋喋不休则正相反。

快乐就像健康一样,只有等失去的时候我们才意识到它的存在。对人生苦短的感悟亦是如此。法国哲学家蒙田(1533—1592)认为,生命之期有限,但无碍于人们追求快乐。他曾经写道:"坏日子,要飞快地去'度';好日子,要停下来细细品尝。"[86] 这表达了他对享受生活中最美的时刻并回避苦难的期望。蒙田倡导 "要享受生活,而非等待死后的所谓美好未来"[87],并嘲笑那些幻想来世的人。蒙田当时能够提出如此理念,需要巨大的勇气,因为基督教历来谴责肉体之欢愉,且此时宗教裁判运动正进行得如火如荼。

再说韦罗妮克,面对大敌(癌症),她把握住了自己的命运,并彻底颠覆了自己的生活观。她不再把时间浪费在无谓的抱怨上,而是把所有的精力集中在与病魔的斗争中。诚然,最终能否战胜病魔并不取决于她自己。但是如果能以最好的精神状态(乐观、充满希望与快乐)与疾病抗争,她终将取得最后的胜利。毕竟,正如我们在"快乐与健康"部分所讨论的,以上这些积极的因素都有助于身体的自愈。

某种程度上,韦罗妮克不知不觉地践行了法国哲学家笛卡儿(1596—1650)的忠告。笛卡儿认为,快乐不同于取决于外来因素的机会、运气等,它只取决于自己。在笛卡儿看来,快乐是我们所能创造的最完美的精神愉悦与内在满足。因为它来自对逻辑的合理运用,使我们得以正确评价与欣赏事物,而人们往往只顾追求事物却不知其好歹[88]。

笛卡儿在某种程度上秉承了爱比克泰德的思想。在与波西米亚公主伊丽莎白的通信中[89],他曾写道:"以追求快乐为目的的精神生活完全只依靠我们自己。因为我们有着慷慨所赐予的自由意志。这使人们得以:

而且,由于智慧的主要组成部分之一就是知道为什么以及如何去赞赏或鄙视,我会尽量在这里说出我的意见。我注意到,在你我之间只有一样东西能让我们好好地看待自己,即利用我们的自由意志,这样我们可以正确地称赞或指责对方。这让我们在某种程度上能够取代上帝,而成为自己的主人,只要我们不因怯懦而失去上帝所赋予的权利[90]。

如果我们无法理解并抛下这种强烈的感情,就可能妨碍我们追寻快乐。然而,如果我们能够理解,并将它与其他目标结合在一起,我们就能将自己解放出来。许多人为激情所束缚,无法看清现实。这不可避免地给自己带来了痛苦与折磨。

荷兰哲学家斯宾诺莎(1632—1677)相信[91],当我们对自己的感受有了清晰独特的认知,就能认清现实并从中得到极大的满足,同时从激情中解放出来。如此,认知与欢愉将帮助我们消除会导致激情的折磨。它帮助我们放下对不实之念的渴望。它不会删除它们,但它把一个无知、被动而疯狂的愿望,转化为具体而积极的愿望。

斯宾诺莎说过:自由是快乐的必要条件,而天然的羁绊就是激情。我们不该压抑渴望,即使是想将它变得理性一点。我们应该让其自由绽放、发展并最终净化。 换言之,人们自己要想清楚。但是,激情是一种盲目的渴望:陷入激情之网的人往往疯狂、堕落而又可怜。

渴望使人拥有某种行动力, 一种确定的行动而非因生活或匮乏而产生的痛苦;渴望是为了保持与发展生活的不懈奋斗。我们不因外物美好而渴望之,而是外物因被渴望而美好。渴望所带来的极端的激情会主宰我们的意志, 扰乱我们的理智进而阻碍快乐。束缚,来自于激情。我们必须先了解到这一点,然后找到其原因。这样我们眼中的世界会变得更加清晰。

快乐是没有任何先决条件的需求。然而,有些人却发自心底地将其看作某种失败的责任。不过,在康德(1724—1804)眼中,快乐是一种责任[92]。然而,这种责任应该被视为在意志与清醒意识驱使下的自由行为:对快乐的渴望与责任感才配得上。如此,一个快乐的人并非自己选择如此(我要快乐),或是自认为有快乐的权利,而是实至名归地配得上快乐,因为他做了力所能及的一切去争取快乐。这种自我义务赋予人们自由,并对自己的健康、快乐、幸福与行为负责。

很多信徒相信真正的快乐在来世等待着他们, 所以他们并不在意今世的快乐。然而,康德却驳斥了快乐基于命运、上帝或金钱等外在因素的观点。他认为, 快乐只取决于我们自己、我们的品质(个性与行为)与内心的富足。

这种内心的富足被叔本华 (德国哲学家,1797—1860)认为是快乐之本。苏格拉底认为:在满足了基本需求之后,人不会因拥有更多而更快乐。物质财富对于快乐就显得可有可无了，因为它并无助于内心的富足。叔本华在《附录与补遗》中写道:愚蠢的人无可改变,只有坚持提高自我修养的人才能出类拔萃,即使这样给他带来的是孤独 [93]。

物质财富只能使人欲壑难填,而远离了快乐。相反,内心的富足才是快乐的关键,因为无人能够夺走它。因而,这笔财富是一种超越所有物质的动力。在叔本华看来,那些如蝼蚁般埋头积攒物质财富的人,除了挣钱之外什么都不知道,自然也就不会意识到自己的心灵是多么空虚。这样,他们除了积攒到的财富外,一无所有。他认为快乐有两大敌人,即痛苦与无聊。往往人生就在痛苦与无聊之间摇摆:"对于外物的需求,人不敷出使人痛苦,而丰衣足食却又使人陷于无聊之中。"[94]

法国哲学家沙尔捷(又名阿兰,1868—1951)提出对于快乐的艺术的教育:

我们应该认真地向孩子们传授快乐的艺术。我要说的不是让自己在不幸中快乐起来,那是斯多葛派的范畴。我要说的是在没有太多痛苦的正常生活中快乐的艺术。第一条原则就是,不要向别人诉说自己过去或者当下的不幸。人们通常认为,选择头痛脑热作为与别人交谈的话题是相当不礼貌的。谈论心中的不平与受到的误解亦是如此。我觉得,我们应该告诫所有人:抱怨只能把别人的心情也搞得一团糟,反过来最终使自己愈加不快。即使一通抱怨使自己获得了安慰或者信心,亦不该如此。悲伤犹如毒药,使人越陷越深,却不能带来任何助益。人总是期望生存的,看看那些活着的人,那些说自己很快乐的人亦显得快乐。如果人人都能向火堆中添柴而非抱怨灰烬的话，人类社会将是多么美好啊！这些都是文明社会的规则。而如果不能自由表达，这是多么恼人啊！自由表达使资产阶级得以构成社会的中坚力量。然而，这并不构成我们向别人大倒苦水的理由，它只能使烦恼加倍。这也就是为什么我们需要家庭以外的陪伴。因为我们往往太过自信，太过忽视家人感受，以至于口无遮拦地向他们抱怨任何鸡毛蒜皮的琐事，却丝毫未曾想到过他们也需要快乐。内心的快乐来自遗忘。如果心里充满了不幸的小事，这将会挺无聊的。痴迷带来痛苦，而痛苦终将转化为欢愉，就像许多音乐家与画家所经历的那样。然而，痴迷却是从最初无法言喻的微小痛苦开始的。其背后的原则就是：如果你对自己的悲伤闭口不谈，那我可以听听你的些许不快。这样你也不会再去想那些事了。我同时建议作为快乐的艺术，可以适当地抱怨一下坏天气 95。

阿兰的建议总的来说就是：即使面对逆境，也要看到积极的一面。这与如今积极心理学所倡导的观点不谋而合。

在作此文时，窗外小雨淅淅，敲打着地砖。万般声音传来，空气好似被清洗与滤过般。天上的云似美丽的壁毯。我们应该学会抓住这美丽的一切。但是有人会说，大雨打坏了庄稼；也有人说，泥水把到处都搞得很脏；还有人说，坐在草地上多舒服啊！其实我们都明白，抱怨改变不了什么。抱怨下雨，只能把自己赶进室内。尤其在雨天，我们需要一张开心的笑脸。所以，笑对坏天气吧 96。

最后，有人可能觉得快乐是"自私与无私之间的微妙平衡"[97]。然而,追寻快乐并不意味着欲壑难填,或者只看着将来而不怀念过去。不论是欲壑难填还是只顾追逐将来,都使我们无法集中精力应对当下。而当下才是唯一的现实。如果被过去或者将来所奴役,我们就错失了真切的现实。因此,有时须得学会停下脚步"享受一下日子"[98],然后再次启程,怀揣着崇高的理想去追寻快乐。

无论身处大公司还是小企业,都不要迷失方向,要努力地和谐融入[99]。走极端找不到快乐,快乐在于:在日复一日的平淡日子中,取折中之道。快乐不是终点,而是旅途[100]。

快乐与社会

我们的快乐离不开他人。几乎所有通向快乐的道路,都离不开爱、慷慨与团结。此外,友情与社会关系也对幸福与快乐的程度有着实质影响。

从社会学角度来看 [101],快乐是一种主观的幸福感与对生活的满足感。这种满足感是由个人、社会人群(年龄、性别、宗教信仰、教育程度、婚姻状况等)、经济状况、体制和生活条件(住房、工作、家庭情况、社会关系等)等因素综合决定的 [102]。同时,社会学意义上的快乐也不同于一般意义上的概念。通常所认为的快乐,常特指由获得的精神财富或无形财富所带来的一种积极的主观感受。而社会学概念的快乐则进一步涵盖了经济、社会体制与生活状况等保证物质生活水准的因素。

社会学家们通过研究快乐与一系列社会经济因素之间的关系发现,那些交友甚广者,其快乐程度要明显高于离群索居者 [103]。而相对地,经济因素的影响就显得比较模糊了。这是因为很多人都将快乐与财富或物质享受混为一谈。另外,有时拥有了财富反而离快乐更遥远了。在印度进行的一项研究显示,有些人尽管经济拮据、生活无着,但只要拥有虔诚的信仰、亲朋好友以及足以糊口的工作,他们就很快乐。

事实上，友谊、家庭、有益的活动、合理的目标以及对美好生活的憧憬等因素都对快乐有着正面影响。而相对地，疾病、失业、孤独、缺乏安全感以及暴力等，都无可避免地阻碍着人们最终获得快乐。友谊与家庭等积极的决定性因素能够在个人身边创造出一种信任的氛围。同时，将时间花在有意义、愉快与催人进步的活动上，能够增进快乐感。相反，懒散则对快乐毫无益处。快乐的人时刻把命运掌握在自己的手中，怀着解决问题的态度面对生活，而不是一味地强调问题与困难。想要真正地得到快乐，另一个重要因素在于明确自己的生活目的，为自己设定切实可行的目标。

快乐的人往往积极向上，即便是恐惧与挫折，也会被他们视为前进的动力。他们大多乐于从自己的错误与失败中汲取教训。

对美好世界的憧憬改变着我们看待生活的态度。一个快乐的人，往往对积极的事物十分上心。信徒们快乐的原因，正在于他们为自己的今生来世赋予了特别的意义。类似地，心怀感恩的人也更快乐。

除了上述因素之外，宽容、信心、团结、信仰、自由、正义与安全等其他因素，也直接或间接地影响着我们的快乐。

宽容，意味着尊重他人的想法与行为，面对不同甚至对立的意见，能够与不同文化、不同信仰的人或团体共存。所以说，宽容是人类和平共处的必要条件。这点在多民族与多元文化社会中显得尤为重要。而和平正是决定快乐的重要因素，因为当一个社会陷入冲突与战乱，也就意味着民众与快乐几乎无缘了。

"信心"一词的背后蕴含着对某人某事的坚定期待 [104]。信心之所以有助于快乐,在于信心拥有方对于给予方的正面期待,相信没有人会伤害对方。

团结代表了人们因共同的利益而互相帮助、向着共同目标努力的情感。团结意味着接纳他人成为团体中的一员、休戚与共。这是一种珍贵的社会价值观。此外,作为一种社会之爱的体现,团结对社会自身也有积极的影响,因为它有助于社会成员的身心健康,这是快乐的重要元素。

快乐的另一个重要元素是自由,失去了自由,快乐也值得商榷。虽说快乐主要是建立在个人内心的富足之上,我们甚至可以假设,在自由受限的情况下,个人还是有可能获得快乐。当然,这只是极端情况,通常来说,自由作为基本人权与社会价值观,对快乐还是至关重要的。不过,个人自由同时也受到他人自由的制约。

平等的社会意义在于机会均等[105]。这个提法始见于1789年的《人权宣言》第1章[106]以及联合国《世界人权宣言》[107,108]。

社会与经济的不平等,已经成为人们充分享受平等机会的主要障碍。而平等的缺失,可能引起挫败感,进而阻碍快乐的获得。

正义是社会生活的支柱,它维系着社会秩序。当然,社会秩序本身并不能保证个人的快乐。但是,在正义特别是社会正义缺失的情况下,许多人甚至无法保证基本生活所需,其通向快乐的路就要艰难很多。而正是社会正义为人们创造了一个满足生活所需与平等机会的社会条件。

安全是由两个条件所共同构成的:其一,社会安全指的是社会通过采取一系列公共措施,来防止其成员丧失社会经济权利。否则,社会成员有可能因疾病、怀孕、工伤、老龄或者死亡所导致的严重收入损失而陷入困境。这种保护包括医疗保险以及对养育儿童家庭的补助 [109]。其二,则是指公共安全。它为公民不受犯罪与暴力活动所威胁,从而使公民可以完全享受自由与民主。

快乐与心理学

　　近几十年来,快乐已经成为心理学领域的热门话题。伴随着这种趋势,"世界快乐数据库"与《快乐研究杂志》应运而生。大量关于快乐的研究得以发表,积极心理学也随之诞生。

　　通过对心理健康、快乐及人类能力的基础研究,积极心理学希望能为世人打开一条通向快乐的途径。盖布尔认为,积极心理学是"对有助于个人、团体以及组织健康发展与良性运作的条件和过程的研究"[110]。因此,考察快乐的方方面面不能仅从个人出发,也必须同时从人的集合(即团体)的角度去考虑。近几十年来,快乐心理学发展很快。这得益于一系列旨在分析快乐与心理因素(情绪、性格等)的关系,及其对心理健康影响的调查。这些研究大多采纳了快乐意味主观幸福感的概念。

　　根据上述研究,心理因素(稳定的情绪、外向性、自尊与感恩之心)对快乐有着直接的影响。 同时,所有同过去(宁静、喜悦、自豪和满足)、未来(希望、信心和乐观)和当前(身心愉悦)相关的积极情绪,都对追寻快乐起着积极作用[111]。

　　积极心理学并不鼓吹非理性、不切实际的乐观。相反,积极心理学提倡那些体现了个人身心优势、素质与价值,并将个人所处的社会文化环境考虑在内的、积极向上的乐观。

快乐与宗教

　　许多信徒通过宗教修炼平和了心境，而这正是达成内心宁静以求快乐的要素。当个人信仰与社会主流相符时，修炼有助于快乐[112]。换句话说，当个人能够与有着类似信仰的教友们一起修炼时，他会感到更快乐。同时，教友们越多，所能给每个人带来的快乐也就越多。研究显示，宗教信仰能够提高生活满意度[113]，同时降低抑郁与自杀的发生概率[114]。相比之下，无任何信仰的人的自杀率明显偏高，而且这种趋势随着年龄增长愈加明显。

　　总的来说，基督徒倾向于通过增进团结、睦邻友好以及响应教义行善来巩固快乐。他们从痛苦、来世、超脱与谦逊中汲取快乐的养分。在基督教的教义中，受苦帮助信徒们找到真正的快乐：见到上帝与永生。然而，享受快乐应该就在当下，而不是等待虚无的未来。

　　在伊斯兰教义中有如下论述："凡行善的男女信士，我誓必要使他们过一种美满的生活，我誓必要以他们所行的最大善功报酬他们"（16:97）。此外，穆斯林谚语亦有云："唯知晓是谁创造了世人，唯明了身后之路才得快乐。"

　　在佛教徒的眼中，快乐是意识的产物，有精神与物质之别。要想使得精神愉悦，禅修是最佳方法，同时它还可以带来内心的平静。而物质所带来的快乐则是依靠身外之物，稍纵即逝而不可靠。对物质的索求不停变化着，需要不断地去满足。佛祖认为：只有对自己的行为有着完全认知，才会得到快乐。因此，我们必须锻炼自己的心智，以对自己的思想、行为和动机随时保持警醒，亦即心灵觉醒。

同时，佛教也认为，要取得快乐，也须借助其他人。因此，我们也需要关注他人的福祉。"莫要做会使自己日后遗憾的事。若行善，则快乐将时刻伴随你，直至永远。"

最后，一个人的快乐有多大潜力，早在童年就已定型，并将维持终身。

社会环境、遗传背景、宗教传统、个人生活、教育程度……在每个人心中编织成稳定的快乐观。

如果既无暇也无意发掘自己真正的快乐观，那么个人就失去了得到真正快乐的机会，而堕落到寻求物质满足的原始状态。

诚然，生活对于每一个人都是独特的体验，但其中也有相当多的内容可以与人分享。快乐应被视为一种社会价值而由父辈交到儿孙手中，正如语言与社会准则那样代代相传。而神经学、积极心理学、禅修、信仰等，都是我们探寻快乐之途上的助力。

学会快乐

> 快乐不在于知识,而在于获取知识的过程。
>
> ——埃德加·爱伦·坡

想要学会快乐，首先就要意识到痛苦的根源往往根植于自己的内心。其次，通过一些练习来帮助我们平和心境并赶走"心里的叨念"是相当必要的。同时，我们还要避免因无知而给自己造成的担忧与折磨。在这方面，积极心理学提供了很多值得借鉴的方法。我们可以将这些方法看作"快乐体操"[115]，因为这些方法能够帮助我们调整精神状态、张开双臂拥抱快乐，并做好准备以应对生活中的不测。如果曼努埃尔、吉塞勒和其他许多人都能学会如何快乐自处，也许他们或多或少都能平复些许伤痛，并避免经历创伤后毫无意义的自我折磨。

学会快乐不仅仅对个人是一项挑战，对整个社会也是如此，因为个人无法在一种愁云密布的环境里开心起来。而这项社会性挑战在于：要学会快乐，我们就得学会"快乐的语言"。也就是说，要掌握"表达并书写"自己的快乐的工具，它是一项纯粹的个人体验。学校教育完全可以向我们传授这些。但同时我们也需要时时注意政治绑架快乐教育的情况，特别是在一些独裁政权的国度。人类历史上，像这样利用思想控制以作他途的例子比比皆是。

鉴于这些先例，分析将"快乐体操"融入中小学教育的条件和可能性是相当有必要的。学习是一个不断获取新知并将其长期保存在记忆中的过程。而这正是通过建立新的行为模式以达成快乐的关键所在。

刚开始学习"快乐体操"的过程,需要付出刻意的努力,尤其是对于成年人来说。但是数十年后,当快乐的艺术已经深入心底并由内而外体现于举手投足中时,父母对子女的言传身教即可取代学校教育,使其代代相传。学习是建立与修改某种行为的最佳途径,正是学习推动着社会向前迈进。

众所周知,在孩子的学习过程中,通过激发他们对学习的兴趣,可以使他们学得更快更好。如果缺乏学习的积极性,那么所学到的知识就会成为耳边风。积极性可激发学习兴趣,并鼓励学习行为。此外,比起成年后的学习,儿时所学会更深刻地刻印在记忆中。

所以说,早在家庭教育阶段就应该开展关于"快乐体操"的学习。而激发孩子学习兴趣的最佳办法包括做游戏、讲故事以及唱歌谣等。孩子的可塑性很强,无论善恶,都会在他们心中扎下根。他们纯洁得就像一张白纸,我们所有的经历与教训都能写在上面。

人类通过发育、适应、同化、整合、建设与创造等手段,继续着自己的进化步伐[116]。这一切都要归功于在整个生命过程中不断重塑(神经可塑性)的脑细胞(神经元)。

教育是一个通过社会生活来促进其成员成长与发展的过程。因此,人生的发展离不开社会。然而,在现代社会中,教育常常显得更工业化,以致教育的时间 (规定入学和毕业的年龄)被大大压缩,内容更急功近利(以产出为导向)。我们坚信,教育必须打破这些桎梏,使快乐、健康、社会生活与民主等主题伴随人的一生。其中,"快乐体操"的教育应该从娃娃抓起。我们在学校里学会了听说读写、加减乘除,也学习了其他很多课程。遗憾的是,这些课程却很少帮助我们认识人类自身、读懂生活、了解世界,并为生活中的不测与折磨做好准备。而快乐恰恰是生活的关键目的,也是至善所在。遗憾的是,人们常常苦于找不到合适的方法来帮助我们"说快乐的语言"。柏拉图将教育视作知识的明灯,它指引着人们克服无知。同时,其他哲学家则认为无知是快乐的大敌。在柏拉图看来,教育有 3 项主要目标,即教育国民、塑造正直的人以及做好职业准备。在柏拉图眼中,有德行的人即是快乐的。

德洛尔认为,教育的目的是使人学会为人处世[117]。通过教育,赋予人们学习能力,学会与人相处,懂得理解忍让,最终使自己掌握快乐。其实,教育对于自由、细心、有责任感且有自决力的个人的形成至关重要。

约瑟夫从 28 岁时开始练习禅修。这其中或多或少是受到了妻子的推动。一开始,他总认为禅修是一种宗教活动。然而,随着练习的深入,他的意识渐渐清晰起来,快乐的大门也向他缓缓地敞开了。约瑟夫出生即遭遗弃,他的整个青少年时代都是在孤儿院与其后两个寄养家庭中度过的。20 岁时,约瑟夫因盗窃而被判入狱 6 个月。出狱后,他找了份快递员的工作,并遇到了日后成为他妻子的女人——玛丽-洛尔。在约瑟夫 28 岁时,当年幼的孩子问起祖母长什么样的时候,他哑口无言,因为他对自己的父母一无所知。近几年,他出过 5 次摩托车事故,最后一次非常严重(颅骨开裂)。有一次,他向我坦言道:"当我的儿子降生以后,我的全部内心就被无比的快乐所占据了。但我心底的某处仍然有一个巨大的空洞。特别是当我的儿子拉斐尔问起他祖母的时候,这种感受尤为难以忍受。"约瑟夫为此一直很苦恼,因为他不知道该从何说起,更怕别人知道自己的身世。他固执地认为,如果让别人知晓了这曾给他带来巨大伤痛的身世,那么他和妻子刚刚步入正轨的快乐生活也就被毁了。他相信,母亲的缺位会让他显得很可怜。"这种快乐会像沙子堆成的城堡一样坍塌。"约瑟夫说道。

在孩子提及祖母之前,约瑟夫从未觉得找寻自己的亲生父母有任何必要。而现在,这件事显得势在必行了。一天,约瑟夫终于决定着手调查自己的身世并寻找亲生母亲。几经努力,他终于在两年后得偿所愿,平生第一次同自己的亲生母亲通上了电话。尔后,他独自去探望了母亲。见到母亲前,约瑟夫对这场重逢充满了期待,幻想着母亲会拼命地吻他,向他道歉,说她爱他,并告诉他当年不得不遗弃他是因为贫穷或者是因为年轻产子而不想让家里知晓。可惜事与愿违,母亲冷冷地接待了他。约瑟夫感到母亲对于他这个儿子的出现显得那么地尴尬,更不愿意多聊。尽管约瑟夫磨破了嘴皮,只是想知道:"当年你为什么扔下了我?"但是母亲的回答却像一把利剑戳在了他心口上:"我离去就是因为你。"约瑟夫对此十分不解。虽然他一再追问,母亲却闭口不谈。更糟糕的是,这个答案使他受到了深深的伤害。以前,约瑟夫屡屡觉得是因为自己的原因才被母亲抛弃的。而从母亲口中得到的答案,恰恰印证了他早先毫无根据的猜想。在礼貌地寒暄了几句后,约瑟夫离开了。一想到届时该如何面对孩子的问题,他的心里就充满了挫败感与悲伤。在这次重逢的几周后,他遭遇了一场严重的交通事故,而这或多或少都与那次不欢而散的重逢有关。在经历了如此的折磨之后,约瑟夫决定通过心理治疗来帮助自己正视内心对于身世的自责。实际上,这种让他久久不能忘怀并深深折磨着他的感受毫无根据。毕竟,一个婴儿会做错什么以致伤害到别人呢？即使是大孩子,也不该因为耍性子或者犯错,就遭到被遗弃的命运。约瑟夫一直没能意识到这些,因为他的理智早已被负面情绪(自责)所吞噬。

后来,约瑟夫带着儿子拉斐尔再次拜访了母亲。小家伙的到来为增进母子的感情带来了奇迹般的转变。

如果快乐可以传授,那么孤儿院同样需要关于快乐的教育。因为如果快乐洋溢在每个工作人员的身上,他们就会把这份快乐传递给他人,特别是那些渴望爱的孤儿。

学习的奥秘:大脑与神经的可塑性

我们的大脑因为神经连接的不断变化而一刻不停歇,这个过程即被称之为神经可塑性。它建立在身体内、外刺激(行为、态度、学习)的基础之上。正因为大脑的这种特性,平日里积极行动、积极思考,能够促进"积极"的神经连接的建立。反之,如果我们被消极的事件与想法所纠缠,那么由此产生的神经连接也将是消极的。

神经可塑性的意义,不仅仅在于它构成了学习的生理基础,同时它也否定了宿命论的观点。它意味着,青少年时期所经历的创伤背后并不存在命运之手。借助大脑的可塑性,我们完全可以通过情感体验、积极心理学以及积极认知来消除那些痛苦记忆的影响。就拿约瑟夫的故事来说,母子之间以及孙辈与祖辈之间的融洽关系,会逐渐改变那些存储着负面情绪的神经连接,直到它们被眼前与母亲面对面的画面以及儿子同母亲相处的画面所取代。

约瑟夫认为自己天生不懂得快乐,也从没体会过"母亲"的含义。但是自从当上了父亲并亲耳听到儿子第一次喊"妈妈",约瑟夫便开始喜欢上了这个词。他觉得快乐就是与妻儿一起享受天伦之乐。

大脑总是倾向于记住那些伴随着积极情绪、爱与乐趣的事件。

亲子关系

童年是快乐的黄金时期。这个阶段的感情发自肺腑,孩子们毫无保留地表达着自己所有的情绪与快乐。这些感情朴素而简单。孩子们会因为日常生活中每一件看起来微不足道的事情而欢欣鼓舞:父母结束了一天的工作回家,一个微笑、一个拥抱、一句话、一次散步,所有这些在大人看来不足为奇的小事,都能给孩子们带来欢乐。孩子们对于活在当下有着天然的优势,而这种能力则攸关快乐。

孩子们的快乐与成人的快乐截然不同,它们发自潜意识。这样的快乐纯净而自然,而成人世界的快乐则截然相反。

儿时对于快乐的见闻与记忆将是成年后感知快乐的重要参考。

当然,并非每个人的童年生活都充满了阳光。有些人的童年是在被遗弃、被虐待、被强奸以及许多家庭矛盾中度过的。但是正如上文所述,童年的阴影并不代表着命运,而快乐之门也并没有对这些不幸的人关闭[118]。这些童年的创伤可以向着两个方向发展:它们既可以成为噩梦与折磨的源泉,也可以使人坚强起来,进而成长为意志坚韧者。

洛尔与约瑟夫都曾经历了痛苦的童年,而他们都成为了如约瑟夫所说的"像竹子般坚韧"的人。

对于快乐的学习在孩提时代,甚至早在母体中就已经开始了,给予胎儿关爱与保护、发育要素以及快乐的精髓。即使在母体中,胎儿便已通过母亲的反应感受着外部世界。如果母亲与别人的交流存在障碍,或者处于焦虑、担忧或压力之中,胎儿就会通过母体的语音变化、肌肉收缩、心率增加和血液中的压力激素升高而感受到。

很多时候,父母仅仅关注了孩子行为方面的教育,却忽视了他们的感受与快乐。父母与孩子能自然地表达情感,这样的家庭很少见,而通常情况下则正相反。当孩子被弄疼了啼哭时,父母通常都会安慰孩子说这点痛没什么大不了的,忍一忍就过去了。这种无视或者淡化客观经历的做法给孩子造成的影响就是:渐渐地,他们就不再表达自己的真实情感了。因此,我们必须改变做法,正视孩子的伤痛,然后告诫他们下次小心。千万不能小看甚至无视孩子的伤痛。

要向孩子传授快乐,父母就得先快乐起来。这个道理看上去显而易见,实际上却不尽然。很多父母都觉得,为了孩子,可以牺牲自己的快乐。但是正如我们所见,快乐是具有感染力的。一个人生活在快乐的氛围中,那么本身快乐的概率也将大大增加。如此,快乐的父母也终将使孩子大大收益。因为孩子的成长伴随着观察与模仿,父母保持快乐的一言一行,都会被孩子在今后的人生道路上所模仿。

约瑟夫的童年都是在孤儿院度过的。在他的记忆里,除了生活上的保障(吃,住,教育),就从来没有得到过保证情感健康发展所需的爱。因此,他也从来不知爱为何物。

那么,父母的快乐又该是怎样的呢? 这需要双方都能够保持充分的个人空间与时间,而不必自责与内疚。这种私人空间同时又与自己的伴侣有着千丝万缕的关系。这种关系的质量正是达到快乐的关键。夫妻间的冲突及父母双方缺乏理解,势必会影响到孩子的快乐。

完美的父母并不存在,任何人都会在如何教育孩子的问题上犯不少错。如果我们一味地追求想象中的完美,那就会为自己的"不完美"而内疚,并成为它的奴隶。在这种情况下,我们将无法认清问题并予以冷静应对,最终被内疚慢慢腐蚀了意志。因此,我们应该放下内疚、坦荡地面对自己,从曾经的错误中充分吸取教训。

父母可以教会孩子如何面对世界、处理人际关系、应对期望、做出判断与决策。这些教诲都将为孩子正在形成的世界观打下坚实的基础,并影响着他们从小到大的快乐。

父母给予孩子的爱是快乐的基础,而至关重要的是要爱他们、引导他们,与他们探讨快乐(尤其是父母自身的快乐),给予他们身心的安全感,教会他们体验快乐以及如何与身边的世界和谐相处[119]。

如上文所说,即使童年时缺乏父母的关爱(被遗弃、父母离异或丧父丧母)或者遭受虐待,都不意味着从此与快乐绝缘。我们的生活并不由命运所掌控,早年遭受过不幸的人,同样可以找寻到属于自己的快乐。

父母的行为与对儿童快乐的影响

(由安德烈推荐)[120]

对快乐有着促进作用的行为	对快乐有着妨碍作用的行为
欣喜、放松,以及享受放松与欢乐的时刻。	成天忧心忡忡、愁眉不展。
营造快乐的时刻。	只表达负面情绪或在开心时说丧气话(比如好日子长不了,等等)。
面对压力与烦恼:微笑,轻松地开玩笑。	只关注日常琐事,认为生活中有着太多的问题要处理而无法享受生活。
与孩子们谈论快乐。	对快乐从来闭口不谈,或者充满悲观情绪。

对孩子的快乐的教育，应着眼于鼓励那些对于积极情绪有着促进作用的活动。这是心理健康的基本要素，它的发展将伴随孩子的整个人生[121]。

儿童的韧性

根据《拉鲁斯词典》的定义，"韧性"在法语中指的是"材料的一种抗机械冲击的特性"[122]。而在英语中，"韧性"的词义引申为身体以及精神的强度。"韧性"(résilience)这个词可以追溯到拉丁语 resilio。这个单词意为"回弹"，即抵抗冲击与形变(即有弹性)。

在心理学上，心理韧性指的是一种克服逆境、痛苦经历以及困难或伤痛的能力。这些经历能够激活我们体内沉睡的潜能，以帮助我们应对生活中的不测。

约瑟夫与洛尔都很坚韧，他们克服了许多艰难困苦，成功地翻过曾经的一页。人们对于这样的能力进行了大量研究，并得出结论：无论是否经历过悲惨与痛苦，大多数孩子都有能力进行自我调整，以适应与克服如此经历[123]。因此，坚韧很可能是打开快乐之门的一把钥匙。

许多经历，如情感剥夺、遗弃、肢体与软暴力、强奸、自然灾害以及战争，都能激起孩子内在的坚韧。通常这些因素都会相伴而至。当然，生活中也有许多可以为孩子提供保护的资源，如家庭与社会帮助。即使再贫穷、生活条件再匮乏，家庭内部的关系依然具有很强的保护性，并能激发孩子的自尊。父母给予的关爱以及家庭成员之间的感情纽带，都能够给孩子提供保护以度过困难和痛苦的阶段。另一方面，社会帮助也有着同样重要的作用。其中特别是来自老师以及社团(协会、俱乐部等)的帮助，更能给予孩子以社会与集体认同。除此之外，个人解决问题的能力与资源,也是至关重要的。

坚韧的人充满自信,坚信以自己的能力终能解决问题 [124]。当然,这种品质可以从童年就开始培养,而无须经历困难与痛苦。要做到这点,就需要在遇到困难与意外时坚持引导孩子,直到他们确立积极的生活态度。这样,他们就能克服生活中的种种困难,而无须经受痛苦与心理伤害的洗礼。同时,父母也应该帮助孩子通过养成一些好习惯,来培养坚韧的品质。对此,一种简单易行的做法就是:给予孩子理解和爱护,以帮助他们确立自信心。

坚韧的形成过程可以被视为一个积极心理学模型,因为积极心理学的主要原理之一就是积极地改变与发展,而此二者正是伴随着坚韧的形成而产生的 [125]。研究表明,坚韧的人通常表现得更乐观、更快乐 [126]。

青春期

青春期对于个人心理、生理发育以及社会生活发展都是一个重要的阶段。在现代社会中,青春期阶段比预计的要来得更早。

青春期的孩子通常具有好几个特征,如身体与情绪出现显著变化、开始初恋、表现出理想主义以及反叛情绪(抵触父母、老师等一切权威)。这个阶段正是自尊的各个方面(如信任、自主、主观能动性、隐私、效率以及身份认同)全面成型的时期 [127]。此时,他们不仅对自己,也对其他很多事情充满了好奇;同时,他们对生活、他人以及事物的看法都充满了理想主义色彩。

对大多数青少年来说,他们并不追寻遥不可及的目标,而是专注于那些能够带来满足感的现实目标。

很多人以为,进入了青春期后,快乐就渐渐地减少了。然而,事实恰恰相反,许多青少年在这期间生平第一次领略到了浪漫的感觉。青春期的快乐是一种突如其来的激情,是一种被美(对象或旋律)触及灵魂时的快感,也是一种达到重要目标后油然而生的成就感 [128]。

我们之所以会觉得青少年充满烦恼,是因为他们常常显得颓废与迷惘。这其实是因为当他们面对梦想与现实之间的巨大鸿沟时,发现自己无力实现梦想所造成的。然而,总体而言,郁郁寡欢的青少年只占少数。

如果你问处于青春期的青少年,"你们快乐么?"你得到的答案大多会是:这个问题离他们太远了,因为那是"大人们操心的事"。

当然,很多因素都会影响到青少年的快乐,其中最重要就是人际关系,特别是友情、亲情以及与其他成人间的关系。这些人际关系对青少年来说至关重要,他们需要别人的尊重、认同他们的能力以及学习成绩。另外,这种关系也能帮助青少年健康成长,特别是在生理上。此时,青少年开始对自己的身体变化产生兴趣。同时,这种关系也能为青少年提供休憩与娱乐之所。那些没有时间休闲与发展爱好的青少年,其幸福感往往偏低。

最后,让我们通过纪伯伦 [129] 的一首诗来更好地读懂青春期。*

于是一个怀中抱着孩子的妇人说:请给我们谈孩子。

他说:

---

* 译文摘自冰心译《先知》。——译者

你们的孩子,都不是你们的孩子。

乃是"生命"为自己所渴望的儿女。

他们是凭借你们而来,却不是从你们而来,

他们虽和你们同在,却不属于你们。

你们可以给他们以爱,却不可给他们以思想。

因为他们有自己的思想。

你们可以荫庇他们的身体,却不能荫庇他们的灵魂。

因为他们的灵魂,是住在"明日"的宅中,那是你们在梦中也不能想见的。

你们可以努力去模仿他们,却不能使他们来像你们。

因为生命是不倒行的,也不与"昨日"一同停留。

你们是弓,你们的孩子是从弦上发出的生命的箭矢。

那射者在无穷之中看定了目标,也用神力将你们引满,使他的箭矢迅速而遥远地射了出去。

让你们在射者手中的"弯曲"成为喜乐罢;

因为他爱那飞出的箭,也爱了那静止的弓。

校园生活

同家庭一样,学校也是学习快乐的重要场所。校园快乐教育的首要目标是:创造条件,通过培养孩子的积极情绪来确保其健康成长。因此,教师应该鼓励那些与校园生活相关的积极情绪,比如学生一点一滴的进步、为人大方、积极的人际关系、好奇心以及创造力等。

学会如何保持积极的情绪并将其融入教学中去,不仅证明可行,而且将使学生乃至教师们都受益匪浅。因为它能够在教学过程中给师生双方都带来快乐。同时,愉悦的环境也将大大提升教学效果。

如今,学习过程背后的心理学与神经学原理已经不再是秘密了。人们已经清楚地掌握了那些促进孩子健康成长的要点,同时也明白了快乐在孩子成长过程中的重要作用,以及如何为孩子营造这种快乐。因此,教育应该将眼界扩展到培养孩子全面发展并以此引导他们学会快乐,而不仅仅局限于知识的传授。

为了帮助孩子们形成积极的情绪,学校就必须创造条件使之成为快乐的场所。如此,学生才会在校内感到自在并喜欢上校园生活。这样的做法在大多数学龄前教育中已经得到了普遍贯彻。然而,在学校里,对于快乐的教育却几乎是一片空白。究其原因,是因为快乐教育的理念与中小学的课程设置格格不入。在中小学课程对于多学科的学习要求面前,快乐显得那么微不足道。快乐与课业要求这两者之间的关系,完全可以用格格不入来形容[130]。

情绪教育的益处 [131]

提高(促进)	降低(防止)
• 对情绪的感受与理解	• 将难过与焦虑闷在心里而引起的问题
• 对社会问题的理解	• 接触毒品的风险
• 变通解决问题的能力	• 攻击性与破坏性行为
• 自控与承受挫折的能力	• 多动症
• 学习的灵活性	• 不合群
• 课堂气氛	• 不守纪律
• 平和地解决冲突	• 冲动
• 在校表现	• 失学,或停学反省,或永久除名

探索快乐之路上的助力

想要最终找到快乐，个人意愿首先起着重要作用。其次，需要借助一些或直接或间接的因素来帮助我们一步步地迈向快乐的彼岸。乐观、慷慨、宽容、爱情、友情、幽默与笑声、活在当下以及积极的情绪，都是帮助我们找到快乐的助力。相对而言，内疚、悲观、仇恨、愤怒以及其他负面情绪与痛苦经历，则是通向快乐之路的绊脚石。然而，正如上文所述，命运是掌握在我们自己手里的。

乐观

用一个生动的例子来形容乐观，那就是当你看着半杯水，你想到的会是"太好了，这杯水是半满的！"而不是"倒霉，只剩半杯水了！"换言之，乐观就是从积极的角度去看待问题，而不是只盯着可能存在的消极因素。这样的一种心理倾向，使我们能带着良好的情绪来对待问题，并着眼于人或事物好的一面。而那些只看到剩半杯水的悲观者，则本能地强调事情不利与困难的一面。乐观的人会拥有一种相对良好的心态，这将帮助他们发掘现有的优势与机会，努力探索直至找到解决方案。相对而言，悲观者遇到问题时只会看到不利之处，就会表现得无精打采、毫无斗志。

乐观的人往往表现得更坚强、更快乐,同时也更健康。研究显示,在那些绝症晚期患者中,乐观者的生存期往往高于悲观者[132,133]。同时,乐观者的情绪显得更饱满[134],他们的术后状况与生活质量往往也更令人满意[135]。

值得注意的是,快乐完全可以通过练习而获得,或者说是可以学会的。法语中有这样一句俗语:"悲观是一种情绪,而乐观则是一种意志。"[136]这句俗语很好地诠释了这样一个道理:只要下决心练习,每个人都有机会达到某种程度上的乐观。乐观的思维与态度是现实主义、务实主义和信心的代名词,它们与系统的正面思维不尽相同[137]。

正面思维、悲观思维与乐观思维的特点

正面思维	悲观思维	乐观思维
"这没什么问题,一切都会好起来的。"	"我解决不了问题。"	"这确实有些问题,但总是能解决的。"
"我是完美的,人见人爱。"	"我没希望了,人人都对我敬而远之。"	"我既有优点也有缺点,自有欣赏我的人。"

那么,我们该如何努力才能使自己更乐观呢?简言之,要变得更乐观,就要时时注意转变自己的思维方式。请读者朋友们注意,乐观并不意味着逃避现实,而是代表了充分分析利弊得失的务实的思考方式。它也不同于那种只想到最坏结果的态度。一味地强调不利因素,会使我们丧失努力争取成功的动力。举个简单的例子,当一个人去参加招聘面试时,如果她一早就预期面试会失败,那么她的身体就无法进入状态以保证面试顺利地完成。反之,如果带着积极的心态(我定能成功)去参加面试,那么她的身体、特别是大脑就会放松下来。这样,就

能更好地应对面试过程中的种种问题和状况。从这个例子中我们可以看到，对自己解决问题的能力充满信心是至关重要的。当一个人面对问题，如果第一感觉就是无能为力，那么他甚至都不会尝试着寻找解决方案。如果眼下没有行得通的方法，正确的做法是耐心地静待时日，再重新审时度势以找到新的方案。

面对失败，找到原因并吸取教训尤为重要。通过后者，我们才能一步步迈向成功，正所谓"失败乃成功之母"。

乐观主义者的大脑往往倾向于忽略不利的消息[138]。他们相信自己并不会受到那些霉运的影响，正如乐观的烟民都相信自己不会得肺癌一样。乐观主义对于快乐与健康有着非常重要的意义：乐观者往往能够更好地控制自己的压力，他们也更少地受到精神问题的困扰；同时，他们的预期寿命要比悲观者长。乐观精神鼓励着我们，而正面思维则是我们前进的不竭动力之源。

总之，乐观主义可以被视为一种对生活与生俱来的信心，以及在威胁与失落面前总能做出应对的一种信念[139]。

信心

信心，是一种对自己的信念。那些对自己、对生活充满信心的人，总是坚信生活中的一切尽管表象各异，但都是美好的。这种信心将会使他们产生积极的生活态度，进而增强他们的自信。在那些经常能发现闪光点的人的眼中，生活是美好的。反之，如果我们对自己、对别人、对生活都缺乏信心，那么生活也就变得毫无意义了。对自己充满信心，这种能量会传递给他人。如果连自己都迟疑了，那么他人也不会对你抱有什么信心了。俗话说"有志者，事竟成"。即使失败了一次，还可以从头再来。如果成功了,那样更好;不然,吸取上次的教训,并等待下一次机会到来。

慷慨

慷慨是一种给予(有形或无形)的美德。给予既是分享,又是接受,它是一种让施予者与接受者最终都不再孤独的关系。这本身已是一项宝贵的财富。同时,给予比接受蕴藏着更多的快乐,因为给予不是被剥夺,而是活力的表现[140]。

从物质的角度来看,给予代表着富足。财产众多并不意味着富足,只有那些慷慨给予者才是富足的。从精神层面来说,那些奉献自我的人同样是富足的,因为精神与无形的付出都是无价的。

给予的最重要范畴并不在于物质,而在于人文所特有的范畴。一个人究竟能给予他人什么呢?他可以奉献自己宝贵的生命。然而,这并不一定意味着他要为他人献出自己的生命,而是把他内心有生命力的东西传递给他人。他可以同他人分享自己的快乐、自己的兴趣、自己的理解、自己的知识以及自己的喜怒哀乐。简言之,所有构成了这个鲜活的人的一切。通过奉献自己,他丰富了他人;在他提高他人生命感的同时,也提高了自己的生命感。他的给予并不求回报,因为给予本身即能带来一种异常的愉悦。在给予的同时,接受者也成为了一个给予者,此时双方都能够体会到他们给生命带来的愉悦。在给予的过程中,新事物渐渐孕育,双方都会为共同的创造而感恩[141]。

慷慨佐以勇气,谓之英雄主义;佐以正义,谓之公正;佐以慈悲,则谓之仁慈 [142]。

宽恕

宽恕是一种心灵上的慷慨，也是一种正确对待他人过错的能力。宽恕并不意味着立刻和解与原谅,也不意味着就此被剥夺了怨恨的权利。我们因为善意而放下了对过错方的怨恨,但是,我们不会遗忘,因为如果忘却了过错,那么原谅也就无从谈起了。宽恕的直接受益者,自然是犯错者本身。负罪感(由错误或冒犯所引起)的减轻使得犯错者得以放下心理负担,并趋于平静。由此双方的关系能够得到改善,并促成正面思维的形成。懂得宽恕的人常显得更阳光,而其行事风格也充满了人情味。同时,更稳定的情绪也有助于我们快速走出怨恨。

那些充满了焦虑、沮丧之情,或者对生活有着诸多不满的人往往很难做到宽恕别人。萦绕在心头的恶毒想法助长着负面情绪与压力,而这两者对健康的负面影响在上文中已有过一些论述。

因此,可以说,宽恕是另一把打开快乐之门的钥匙。相反,如果久久无法原谅他人,不仅会滋生负面情绪与压力,更会危及健康与日常行为 [143]。

塞西尔的故事就是这样一种宽恕的典型个案。她曾经深受乱伦之害。年轻的时候,塞西尔的感情世界一片混乱。刚结婚没几年,她的婚姻就因为性生活不和谐而深陷危机。这使她不得不求助于心理治疗。心理治疗不仅帮助塞西尔直面这不堪回首的创伤,更帮助她从情感上、认知上以及行为上建立起针对这些困扰的抵抗力。这使她最终学会了原谅,而谅解也使她摆脱了心灵的枷锁,抛却了对于性的焦虑。渐渐地,塞西尔走出了性恐惧的阴影。她说,要做到真正的释怀的确非常难。

然而,当她做到的时候,她又重新燃起了对自尊、对明天以及对爱的希望。

爱

爱滋养着我们的精神与心灵,并带给我们快乐。康德曾说:"爱是一种感觉,而非意愿。我不会为爱而爱,更不会迫于压力而爱。同样,出于责任的爱是多么无意义。"[144]

人们为了爱而付出一切,不因义务也不为责任。爱发乎于心,不受操纵与控制。

从精神传统上来说,爱必须是无条件地向他人所付出的感情,而不是绑住一个人的羁绊。

古希腊先贤们认为爱分两重,第一重是友爱,接下来才是男女之爱。友爱更多是因为生存的需要,因为抛开朋友们,无人能够独自存活下去[145]。亚里士多德更是认为:"友情是两个身体里住着同一个灵魂。"[146]西塞罗也有过类似的表述:友情的精髓是人们有着同样的灵魂[147];朋友是与我们心意相通的"灵魂伴侣",我们的目光落向同一处,他们的出现给我们带来欢愉[148]。真正的友谊是对等的、自发的、不受强迫的,而真正的朋友则一同分享着这段关系所带来的愉悦与相聚时的情感。

友爱是一种相似与互补共存的体验。我们因心灵的共鸣而爱,也因对方得以补足我们的缺憾[149]。

尼古拉对于友情的经历要追溯到初见路易并与他成为邻居的那年,当时尼古拉6岁。即使60年后,他依然清楚地记得那天路易穿着米色的背带裤、白色的衬衫和球鞋。当他跑出家门见到路易,两个孩子开始互相打量,不一会他们就像相识多年的老友一样被对方吸引住了。自此开始了他们永恒的友谊,尽管他们现在相距9000千米之遥。

欢笑

欢笑是一种积极的情绪,它既是快乐的重要元素,也是抵抗压力的良药[150]。当人们开怀大笑的时侯,体内含氧量上升,肌肉得到放松,使得身体的紧张程度得以降低。研究显示,欢笑能够降低痛感[151,152]、促进身体防御机能[153,154]、缓解皮肤症状(湿疹、特应性皮炎)[155,156]、改善喘息性支气管炎患者的肺部功能[157,158],还可以减少小儿术前焦虑[159]。同时,通过促进适应压力的能力, 欢笑能帮助老年人提高生活满意度[160]和记忆力,进而增进老年人的健康。

欢笑能够促进内啡肽的合成,产生类似吗啡的镇痛效果。同时,内啡肽对于情绪的健康也有着相应的作用。

亚里士多德曾说:"欢笑是人类的专利。"当然,现在我们已经发现,其他物种(如大猩猩与猩猩)也有着类似的笑。幼年时,我们发自内心地只为笑而欢笑。随着年龄的增长(可能是由于社会传统不允许自发的欢笑)与家庭、工作压力的增加,欢笑的频率渐渐降低了。就在我们需要欢笑来抵御压力的时候,却失去了笑容。

目前,欢笑已经成为了一种纾缓压力的疗法。那么,我们该如何找回欢笑呢?

• 从微笑做起。微笑是欢笑的初级阶段。微笑着面对生活中的一点一滴。

• 即使在困境中也要寻找幽默:不要抱怨,笑对困难。

• 结交爱笑的朋友。同家人和朋友在一起时,不要错失任何欢笑的机会。

• 尝试自嘲。自嘲是抑制自负的最佳途径,而自我膨胀往往会使我们栽跟头。

- 多看喜剧电影与演出,多读搞笑漫画。

- 将欢笑融入日常作息:一日三次特笑药,早、中、晚各一次,伴你一生。

活在当下

前文中我们曾经提到,孩子们有着某种快乐的天性,因为他们活在当下,活在此地、此刻。活在当下,意即全身心地活在现在的时刻,而不被过去与将来所扰。全身心意味着持续将注意力集中在我们的目标上。同时,稳定而持续的注意力也有助于我们稳定心绪。

注意力帮助我们集中精神,以更有效地做出反应并完成任务。当我们处于关注中时,精力就会集中于某个物体、人或者声响等。而当我们全神贯注的时候,往往无法顾及周遭所发生的一切。有些任务可以分心去做,比如边听音乐边看书(或边开车,或边与人交谈)。通常情况下,我们可以同时进行几件事:边看电视边玩填字游戏,边做菜边哼歌,等等。然而,注意力所能持续的时间是有限的,而且关注对象并不稳定(从一件事转移到另一件事上),同时,注意力水平也不尽相同。某些自主行为,如打字,几乎完全不需要注意力;而像写信这样的活动,就需要一定程度的注意力。另一方面,注意力也存在自主与非自主之分(比如,当脑海中充斥着想法与记忆时)。

我们的脑海往往被过去的记忆与对将来的关切所占据,从而忽略了今时今日(当前)。要改变这样的思维定势,就必须每天注意将精力集中到眼前的事情上来。这个目标可以通过很多方法来实现。下面,我向各位介绍其中一种颇为行之有效的方法,简称为 ROTE:

- 呼吸(Respirez)。集中意念 1 分钟,感受呼与吸之间的气流运动。

● 观察(Observez)。像之前从未见过般地,仔细观察某个事物 1 分钟。对象可以是一个静止的事物,如墙上的画、窗外的植物等。

● 触摸(Touchez)。伸手触摸你身边的每一件东西,试着充分感受触觉 1 分钟。

● 聆听(Écoutez)。心无旁骛,仔细聆听某个声音 1 分钟。这个声音可以是音乐,也可以是对话,甚至是噪音,用心去聆听,不要思考。

每天睡前也可以躺在床上进行以下的练习:睁着眼,双手置于身体两侧,轻呼慢吸,像全身扫描般地感受自己的身体。从脚部开始缓缓地移至脚跟、小腿、膝盖、大腿、臀部、下腹部、胃部、胸部和背部。接着,由手指,到手臂、肩膀、颈部,最后到达头部,由下巴、嘴、鼻子直至头顶。练习的时候,一定要放空头脑,集中精神收集一丝一毫的感觉,亦即完全地感知身体。

当然,在安静中也可以体会到意识的丰富:稳坐于椅子上,上身挺直,闭上双眼,聆听自己的呼吸与心跳。注意,千万不要思考。当你闭上双眼,脑海中一定会泛起无数的声音。此时一定要保持风轻云淡,不要停下,也不要去思考。

积极的情绪

对于积极情绪的关注是近年来才兴起的。更多的时候,人们对于负面情绪有着更为广泛的研究。因为很多负面情绪担负着生存适应的功能,往往它们的出现警示着危险或者困难境地。

就像我们曾经提到过的,恐惧是触发身体战斗或者逃跑反应的必要因素。如果没有此类情绪,人类早就灭亡了。因为果真如此，当个体面临危险时，身体将无法做出适当的反应以自保。因此，过往的研究兴趣大都集中在那些参与危机处置的情绪上。负面情绪作为应对人类自始以来应对种种问题的最有效答案，其在进化意义上的价值毫无疑问。那么，积极的情绪在进化意义上又具有怎样的价值呢？答案是：积极的情绪能够解决个人发展与成长中所遇到的问题。它能够间接地从心理与行为上，帮助我们做好应对将来的挑战与逆境的准备[161]。

积极情绪的重要价值在于：它能够解决绝大多数引发负面情绪的问题，帮助我们度过困难时期，使我们变得更为强大。如此，积极情绪可以被运用到预防、治愈，以及适应等方向上来，而它们则是应对问题最为有力的武器[162]。

积极的情绪在帮助抵御不幸所带来的打击方面有着相当的作用，同时它也对心理韧性的形成提供帮助[163]。那些"如竹子般坚韧"的人，即使身处逆境或者压力重重的环境，依然能够积极乐观，因而他们的快乐指数也往往更高[164]。

积极的情绪同时也能够防止抑郁症的发生和创伤的打击。以当年亲历"9·11"恐怖袭击的人为例，那些同时呈现出负面情绪(恐惧、鄙视、焦虑与愤怒等)与积极情绪(爱、希望、自豪与感激等)的人，他们所遇到的抑郁问题更少、乐观情绪与生活满意度更高，同时他们都不同程度地找到了内心的平静。在这个案例中，积极的情绪保护着坚韧的人们免受抑郁症的侵袭，同时也为他们提供更多的心理依靠以应对如此灾难性的经历[165]。同负面情绪一样，积极的情绪同样能够自我强化。因此，积极的情绪能够催生乐观的想法，如此循环往复，有助于我们更好地应对逆境、提高幸福感[166]。

快乐中充满了对过去(感激、宽容与谢意)、将来(乐观、信念与信任)以及当下(快乐与满意)的积极情绪。

综上所述,积极的情绪有着如下诸多益处[167]:

● 积极的情绪使我们更灵活、更具创造性,并且具备大局观。

● 积极的情绪随着时间而沉淀,它帮助我们完善自我,并积累起更有效的资源,如力量、智慧、友谊、坚强与随机应变,等等。

● 积极的情绪帮助我们抵御压力、应对挑战、消除负面情绪,以此帮助我们渡过逆境,并找到解决之道。

感知积极情绪的能力是快乐的根本之一。那么,负面情绪对快乐又有着怎样的影响呢?考虑到某些负面情绪会使人们感到欲壑难填,进而刺激着人们向前看、走向未来,这些负面情绪确实能够促进个人发展。然而,只有当我们对这些负面情绪有所了解,才能使其为我所用,而不受其侵害。

是什么妨碍了你的快乐

负面情绪

负面情绪并不少见，尤其是当我们面临一定程度的压力时，就更有可能产生负面情绪。

负面情绪在饱受痛苦的人群中显得尤为普遍，其根源则在于快乐的缺失。负面情绪的存在直接抑制了积极情绪的萌芽，而积极情绪又是快乐的必要条件之一，这就造成了一种恶性循环。同时，充满负面情绪的人往往遇事爱自责而非寻找解决之道。他们眼中的世界充满了纷扰，因而根本无法让人快乐起来[168]。

我们该如何戒除这些负面情绪呢？其实，那些阴暗的人原先往往都是理想主义者，在失望之余陷入了怨恨与愤世嫉俗的深渊中。要逃出这深渊，首先就要意识到人无完人，处事要大度，以包容为上。生活与世事本就充满着无限的可能与状况，并非只有白与黑。因此，很有必要从目的的角度来分析那些负面情绪：它们到底有什么意义呢？它们对我的心理状态与幸福有帮助吗？在对人、对事做出负面结论前，一定要试着先去理解："无喜无悲，不要自责，而是去理解。"[169]

愤怒

烦恼、恼怒、怨恨、愤慨、痛苦、鄙视、盛怒、生硬、苦涩、暴跳如雷、勃然大怒、咄咄逼人……这些都是愤怒的同义词，只是强度有所不同。每一个词的背后其实都反映了事与愿违所带来的沮丧。这种情绪常出现在生活节奏被不愉快的事情所打扰之际，就好像火车晚点，或一个同事对我视而不见，或打翻了一杯咖啡，或听到一句冒犯的话，或不小心丢了钥匙，不一而足。上述所有这些都会使人心头上火，毕竟它们打乱了原来的生活节奏。

实际上，愤怒乃是人之常情，而将怒气发泄出来甚至还有益于健康，因为发怒使我们在受到伤害、感到挫败与羞辱、欲壑难填与不被尊重之时，能将心中的情绪发泄出来。同时，愤怒之情也在必要的时刻提醒着我们说"不"，以维护自己的安全与气节。在动物界，愤怒被用来向对方传递警告："你威胁到我了，如果你再得寸进尺，那我就要攻击你了！"

愤怒本质上有其积极意义。于己，愤怒对于潜在的威胁有示警作用。于人，愤怒之情则在告诫对方其行为是不可接受、不公平的或是已经冒犯了自己。然而，怒火一旦失去了控制，或者脾气犹如火药一点就炸，那么此时愤怒就成为了不安定的消极因素了。例如，有证据显示，经常大发雷霆容易导致抑郁的产生。读到这里您可能会有所疑惑，原本有益的愤怒怎么就反过来威胁到健康了呢？其实，关键就在于如何将怒气表达出来。强压怒火以及无名冒火，都是有害健康的。

无论是闷在心里还是小题大做，都会妨碍沟通的正常进行。当人们无法当场将情绪直接发泄出来的时候，怒气往往会在心中积聚，直到全面爆发的那一天。正所谓积郁成疾，长期将情绪闷在心里,与高血压及很多慢性病有着紧密的关联[170]。同样,易怒的人更容易发生卒中[171],尤以老者[172]与心脏病患者为甚[173]。此外,他们也更容易受到呼吸系统问题的困扰[174]。

既然对怒火处理不当有害健康,那么我们该如何控制愤怒呢?

正如上文所述,问题的关键不在于愤怒本身,而在于我们的反应。当怒从心头起时,合理的反应既不是强压怒火,也不是大发雷霆。此时最好的做法是深吸一口气,等个两三秒再做反应。接下来,一定要想清楚事情的来龙去脉以及合适的反应,尽量避免带着敌意的攻击性的言辞与行为。经验告诉我们,怒火并不能解决问题,而只会适得其反。无论是勃然大怒还是暴跳如雷,都无法减轻受到冒犯时的不平与挫败感。

此时,正确的做法应该是将心中的愤怒、伤心与挫败合理地表达出来,同时避免冲撞对方。很多时候,我们都在不经意间将主观判断带入到情感表达中。那么,应该如何区分它们呢?比如,"我觉得受到了攻击"或者"我觉得被人回绝了",就是典型的主观判断。而诸如"我很沮丧,很生气",才是真正的感受。

当我们在表达愤懑之情时,一定要做到有的放矢,比如"我希望这种事情下不为例"。当然,表达的时机也是相当重要的,而且千万不要顾及对方的面子,话到嘴边又吞了下去。有时候,这样的表述有必要重复两三次,而如果对方没有反应,那就得另寻变通之法了。 通常情况下,冒犯者无从体会到对方言语中对于自己言行的愤懑。将自己的感受表达出来,并不是要改变对方的所作所为,因为我们无力改变他人的言行。然而,如果我们尊重对方,则有可能改变对方对你的态度[175]。

这种改变往往因为转变过大,一时难以实现。在这种情况下,可以尝试用便条与对方沟通。

无论你是肇事方还是发怒方,都不要急于辩解是非曲直。最佳的解决之道乃是倾听,而非安抚发怒的一方。倾听能够使盛怒中的对方感到自己的情感受到重视。这种感受胜过千言万语,能够更有效地给怒火降温。如果意识到自己错了,承认它;如果伤害了对方,则需要致以同情与歉意。

总之,在面对愤怒时,要记住:

● 深呼吸,择机反应。如果冷静下来了,你可以换个场合说出自己的感受。

● 清晰地表达自己,不要吼叫。

● 要避免横加指责、口出威胁、冷嘲热讽、侮辱中伤、颐指气使、低声下气,或者给肇事者下最后通牒。

● 准确地表述你当下的感受,直奔主题,避免泛泛而谈。

● 避免将自己的意见强加于人。重要的是表达愤怒之情,而非争辩是非曲直。

● 避免将不相关的人牵扯到争端中来,比如"你没有来看儿子的足球赛,他很生气"。正确的表述应该是:"你没有来看儿子的足球赛,我很生气。"

仇恨

仇恨是一剂最强的心灵毒药,它所带来的沉重精神负担如影随形,潜移默化地改变着当事人的言行。洛尔和塞西尔都是在经过了很长一段心路历程、渐渐原谅了那些曾经深深地伤害了自己的人之后,才使自己的生活轻松起来的。她们曾经在很长一段时间里,让心中的仇恨疯狂肆虐,到头来自己反倒成为了仇恨的牺牲品。仇恨毒害着她们的心灵,使她们与快乐绝缘。

洛尔因为自小所受的虐待，而记恨着她的继母。同样，塞西尔则因为乱伦的伤痛而深深地痛恨着自己的父亲。然而，殊途同归，她们都学会了原谅。渐渐地，随着仇恨的消解，她们也放下了心理负担，并找到了属于自己的快乐。

心怀仇恨，往往是需要付出代价的。当然，曾经上当受骗、遭遗弃、受虐待或被强奸的受害者们，有着充分的理由去恨，因为所有这些惨痛经历都会造成强烈的负面情绪。然而，他们却没有意识到自己已经深陷病态之中。这样的负面情绪会对身心健康产生持续的不良影响。一些难以言表的经历长期积压在心中，催生出一系列的负面想法，进而将一时之恨发酵为对当事人深深的怨恨。随着时间的推移，这些想法在心中固化并愈发强烈，以致引发焦虑、紧张等心理问题或者身心疾病。

总结起来，仇恨只会伤害助长它的人而非肇事者。因此，一定要从仇恨中走出来。劳拉和塞西尔的故事只是极端的例子。大多数情况下，造成愤恨的缘由并不会像她们那样。如果别人冒犯了你，那么找一个合适的时间与场合和对方沟通一下。如果自觉无法当面沟通，那么可将心里的感受说出来，即使对方并不在场。在受到人身攻击或者冒犯后将心里的感受表达出来，是一种很有益的做法，它帮助我们在受气的时候放下心中的千钧重担。另外，学会宽容也相当重要，要懂得人无完人，凭一件事就彻底否定一个人并不恰当。主观臆断是人的本能，对事情了解得越清楚，我们就越能理性地对待人和事。

悲观

悲观是一种当事情进行得不顺利或者预期最坏结果发生时所滋生的情绪。其实这种情绪完全是非理性的，因为将来谁也无法预计。然而,在悲观者眼中,情况总是或多或少注定没有希望的。

每一位悲观主义者的心里都潜藏着冷静而无力的焦虑,这样的焦虑构成了他们的思维定势。在现实中,潜在的负面因素未必真的会发生,而悲观主义者则觉得势在必行。

凡事尽往坏处想,是悲观主义者在不顺的时候规避失望的一种途径。尽管嘴上不说,他们内心都为最坏的结果做好了准备,尽管他们并不希望坏事发生 [176]。

悲观主义者在寻找快乐的路上总是走得十分坎坷。他们总是觉得现实与将来一片晦暗,这在不经意间就把他们的生活搞得一团糟。悲观主义者相信,他们这种凡事往坏处想的思维方式是在为生活中的挫折与苦痛做准备。然而,事实上,尽把事情往坏处想根本对现实毫无助益。悲观主义者的思维方式所带给他们的唯一"收获"仅仅在于,当事情真的遇到阻滞的时候,那种"正如我所料"所带来的成就感。可问题是他们常常忽略了一点,那就是所谓最坏结果的发生概率微乎其微。同时,几次"狼来了"之后,身边的人最终会对他们的悲观预测彻底地麻木。

对于悲观主义者来说,要战胜这种心态,首先要做到的就是回到现实中来,放下臆想,不要自以为已经洞悉了一切。其次,乃是将精力集中到寻求解决问题之道上来。悲观主义者最大的误区就在于,他们所有的判断都基于同一个谬论:世事终无好结果 [177]。

我们这里所讨论的悲观,并不包括那些在各种情况下短暂的沮丧之情,而是指那些系统性(持久性)的悲观主义者。在他们眼中,世界是黑暗的,将来是无希望的,社会是充满罪恶的。所有这些固化为他们的思维定势。对他们来说,欢愉的时刻就如流星般稀有而稍纵即逝,而深深的忧虑则牢牢地占据了他们的心灵。

悲观主义者的大脑总是将他们推向负面情绪的深渊,而乐观者看待事物则较为积极[178]。根据福克斯的理论,我们的大脑中存在着"愁云"与"艳阳"。前者将我们推向负面情绪,而后者则带领我们走向积极开朗。正如日常所见的天气一样,无论是愁云还是艳阳,都是生活中不可或缺的一部分。只有当个人明显倾向一个极端时,才凸显出悲观与乐观之别[179]。

负罪感

负罪感作为一种正常的心理反应,本身并无害处。只是负罪感会使内心产生百味杂陈的心结。一旦这种心结长期无法解开,就会最终改变我们的言行,并给生活带来困扰。

现实生活中,罪恶感是我们心中法律与道德的底线。这也正是为何一说到负罪感,人们总是不自觉地将事情与违规,犯罪联系在一起的原因。

负罪感往往深深地根植于儿时的经历。此时孩子心理尚未成熟,因而对于被遗弃或者家庭破裂之类的重大变故,往往无力正确对待。如果父母离婚时未能向孩子说明这是大人间的问题,那么孩子就会认为:父母的分开是自己造成的。同样,在被遗弃的孩子心里,也潜藏着类似的负罪感。

事实上,负罪感很大一部分是由儿时积累起来的。现下心里负罪的程度,与儿时所经历的重大变故有着莫大的关联。

如果孩子自小就生活在各种变故中,他的心中将充满了无端的负罪感。长此以往,长大成人后,他们将被无尽的自责、无用感与挫败感紧紧裹挟,也就与快乐无缘了。一旦这些感情过于强烈,就会导致身心疾病(如胸闷、腹痛、头疼与肩部有负重感等)、屈辱感、强烈不适甚至自残。

心怀负罪感的人常常表现为自我贬低,认为自己不配得到爱与生活的乐趣。同时,他们也很难接受自己的失误,而做出种种自我惩罚之举。心中不断泛起的罪恶感,甚至使他们对自己最细微的失误都不能容忍。在他们眼中,世界只有简单的黑与白、是与非,而无法领会这个世界在两个极端之间的无限可能。

对于错误的重要意义,也见诸犹太教与基督教的善恶文化中。亚当与夏娃因犯下诸多罪,而被上帝逐出伊甸园,从此接受苦难与生死的磨难。

当个人的行为与自己的宗教或者道德观相悖的时候,罪恶感就诞生了。当违反禁忌时,传统道德就显得十分重要了。例如,若一个人酩酊大醉,闯入圣山酣睡。当他醒来意识到自己犯了大忌的时候,顿时会被负罪感笼罩,甚至会引起身体上的不适。

传统的力量往往是无法忽视的,因为我们自幼就沉浸在传统的教育中。这同时使我们倾向于不假思索地盲从传统。在一些社会里,婚前的贞操观依然使不少女性背负着罪名,造就了无数的悲剧。当一个人的行为违背了特定的社会价值时,就会背负上罪恶感。因为离经叛道的行为不可避免地会招来指责与痛苦。

最后,造成困扰的根本原因并不在于负罪感本身,而在于如何面对它、把握它。如果能够正确地处理,就能中和负罪感所带来的负面影响,避免被其所控制。下面我与各位读者分享一下如何正确应对负罪感:

● 自问这种负罪感是否与曾经的经历，特别是儿时的经历(或者是传统、禁忌与信仰)有关。如此扪心自问，有助于我们分析造成负罪感的根源。同时，只有诚实地面对自己，才能够找到真正的症结所在。总的来说，负罪感都是建立在非理性的想法之上的。比如，父母对孩子骑自行车受伤而感到愧疚，因为他们认为，起因是自己给孩子买了自行车。

我记得曾经接手过这样一个案例。一位病人一直为儿子在阿尔卑斯山因事故而亡陷入深深的自责，因为是他教会儿子滑雪的。然而，确切的情况却是，他的儿子是在山中远足时偏离了步道才遭遇的事故。很显然，这两者之间并无关联。然而，就像吉塞勒那样，人们往往不自觉地为毫无因果关系的事件而怪罪自己。

● 放下非黑即白的是非观，更灵活地看待世事。最佳的自我练习就是每遇到一种状况，就努力使自己从正反两面多角度地来思考。有了如此发现之后，就能够享受五彩的生活，而非陷足于黑白的世界中。

● 接受自己犯错的事实。要意识到失误本就是人性的一部分，并勇于承担自己该负的责任。我们从错误中能够汲取较之成功更多的经验。而愧疚无外乎只是一个充满痛苦的陷阱，躲在愧疚中于事无补，也使我们无法看清问题所在。

● 直面事实的真相。这帮助我们抛下偏见与臆想。

● 以公认准则与价值观来评判我们的经历。

要记住，凡事都是由多方面因素共同作用所决定的，这并不完全取决于我们自己。因此，为了不该由自己所负的责任而愧疚，又有何意义呢？

痛与苦

自古以来，人类就同疼痛与痛苦作着不懈的斗争，以求找到快乐。我们的生活充满了各式的变故，如事故、遗弃、痛失挚爱及其他社会与家庭的不幸，这些都会给我们造成身心的痛苦。然而，心理上的痛楚往往可以溯源到疾病、生理功能紊乱、曾经的事故与受过的伤，等等。

生理上的疼痛，是机体在受损时所发出的警报。受损的组织与器官持续地向大脑发出信号，使得机体得以警觉所出现的问题。疼痛的经历会被大脑牢牢记住，影响机体再次面对类似境遇时的态度。就像我们每个人多少都会对看牙医心存畏惧，这种畏惧正是源自于记忆中看牙时的"痛苦"经历。

痛苦则是痛苦的经历引发的一种感受。任何的疼痛都会在人们的心中留下痛苦的印象，而如何面对痛苦就因人而异了，这与各人的家庭环境、文化背景、社会环境以及所受的教育都有着莫大的关系[180]。换言之，痛苦对个人的影响会随着社会与文化背景的不同而产生巨大差异。

现代社会似乎对于躯体上的疼痛有着某种畏惧。当我们感受到这种畏惧时，它渐渐转化为一种心理上的痛苦，这使得我们对疼痛的恐惧甚至超越了疼痛本身，进而又增加了心理的负担。

疼痛与痛苦是两种截然不同的体验。比如当你撞伤了膝盖，伤处所感受到的是疼痛。而当情侣分手时，双方内心感受的则是痛苦。往往当我们表述这些体验的时候，会将疼痛与痛苦混为一谈。这种混淆带有普遍性，其背后所体现出来的则是所谓的"镜像映射"心理。亦即，身体上的疼痛可以投射在心理上造成痛苦，反之，心中的痛苦也会以生理的疼痛表现出来。

同时,鉴于痛苦的程度往往也被用来衡量生理上的疼痛,所有的疼痛都可以被视为身心之痛。

身上的痛感使人们因疼而痛苦。心理的创伤一旦绵绵无期甚至永刻心底,则会成为无法承受之重。

在某些宗教的教义中,疼痛与痛苦具有异乎寻常的意义。它们往往被视作心灵成长的途径。同时,在疼痛与痛苦中,信徒也得以感受神明的存在。然而,疼痛与痛苦不应被视作最终目的或者途径。任何心灵成长或者宗教信仰,都不应将快乐排斥在外。世上的宗教都应安抚痛苦而非宣扬痛苦,更不应将痛苦视作一种为达极乐而采取的修行。

以哲学的角度来看,疼痛与痛苦都是一种反映社会属性的个人体验。我们从旁人的痛苦中得以理解痛苦,同时也将自己的体验投影在社会背景之上。古希腊戏剧家欧里庇德斯就曾说过:"你那满身的伤痕啊,正是拯救他人的良药。"

从自己的痛苦经历中领悟、汲取、成长并与他人分享,这无关宗教。因为在任何宗教里都找不到所谓"唯受难,得极乐"的教义。在痛苦之中,唯有哲学可以支持我们走过困难的时光,当一个人受苦之时,即使他没有察觉,也会不自觉地哲思起来。

在职业生涯和个人生活中,我曾直面死亡,亲眼目睹、经历过痛失挚爱意味着什么。面对这些时,总会觉得世界摇摇欲坠,快乐遥不可及。当心中被痛苦充满,我们有权去尽情地哭号。时间能够冲淡一切,阳光终将冲破乌云的遮蔽,生活也将向我们敞开新的大门。

死亡

死亡向所有人提出一个问题:"生命的意义何在?" 这个问

题揭示了人类的内在有限性。海德格尔曾说:人类是一个"为死亡而存在"的物种,因为人类可能是世上万物中唯一意识到自己终将走向死亡的物种。而这种意识使得人类试图从宗教中获得永生,超越生死。

萨特认为,如果人类是"为死亡而存在"的物种,而死亡又意味着虚无,那么这样说来,人类就是"为了虚无而存在"的。换句话说,人是"一堆无用的激情"。面对令人如此难以接受的结论所引起的深刻痛苦,世界各地的人们在漫漫历史的长河中创立了无数的宗教以求解脱。通过这些宗教与学说,人类探寻着生命与死亡的意义。

在伊壁鸠鲁眼中,死亡是一种幻象。人既生,则无死亡之虞;人既亡,则意识消散。当一个人死去,"死亡"这个概念对本人也就无从谈起了。

对于各种宗教的信徒来说,死亡是一种"希望",是一个有点艰难但却得以一探生命意义的机会。乌纳穆诺曾提到:"无论是感觉还是逻辑,都无法完全地反映事物的真相。"[181] 这种希望就是超越生死。这种对人性的渴望使信徒们相信,人并不是"为了虚无而存在",因此死后也不会完全消亡。

无论一个人是否有宗教信仰,死亡或者痛失挚爱都是极其痛苦与艰难的时刻。丧子所带来的痛苦是巨大的,而这种痛苦会在目睹周遭悲剧时成倍地增强。就吉塞勒来说,她要面对的不仅是痛失唯一的孩子,同时还有噬咬着她内心的无尽的内疚。

面对亲友的离世,人们内心的感受千差万别,这大多是正常的反应。总的来说,这时候人们的第一反应是无法相信事实,尤其是面对突如其来的噩耗。这种心理防卫机制被称为

"拒绝"。此时当事人会有梦境般的感受,期望着不久醒来,生活会恢复如初。这是因为事发突然,超过了当事人心理承受能力,使他一时无法适应惨痛的现实。这个阶段给予当事人一丝喘息之机来接受事实,即使他仍然感到所爱的人音容犹在。这种感受是由内心对于回到过去的渴望所驱动的。而当面对亲友长期遭受病痛折磨,在其过世之后,我们心中可能会感到些许的解脱。这完全正常,并不值得为此而感到内疚。

在度过了初始期之后,我们将渐渐感到锥心之痛,悲伤与痛苦如潮水般汹涌而来。我们会感到失去了挚爱,自己也无法独活。所有这些感受都在帮助当事人将哀痛释放出来,以便能够向挚爱告别。此时,深深的悲伤与宣泄情感的痛哭都不为过。当然,也有些人的情绪并不外露,他们不必为此而内疚。重要的是要能够找机会将内心的痛苦宣泄出来,不要试图隐藏或者无视之。痛苦期之后,是时候让希望与积极情绪来帮助生活重新走上正轨了。

有时我们的内心会充满了内疚与自责,责怪自己没有能够做得更多来挽回挚爱。记住,这种感受往往是错误的,它们只会徒增痛苦,甚至带来健康问题,如茶饭不思、夜不能寐或胸闷气急。

伤痛反应的过程或长或短,因人而异,也与当事人同逝者关系的亲疏相关。然而,时间能够抚平一切伤痛,并给予我们机会:

- 接受亲友去世的事实。
- 宣泄与分担内心的痛苦。
- 在需要时寻求帮助。
- 重新正视生活,设想如果逝者泉下有知,也不希望我们一直难过下去。

"勿要随逝者而亡。"[182]"当你终于接受逝者已矣的时候,你就会拭去泪水,将其放在心底,同自己一起,重新上路,去享受生活的美好。"[183]

快乐，人人都可以

积极心理学简介

积极心理学提出了通过调节大脑以达到快乐的可能性，倡导"授人以乐"。事实证明，个人完全可以通过一系列快乐操的练习来获得快乐。这些练习通常包含以下要点[184]：

（1）感恩生活中哪怕任何一件小事。

（2）培养乐观情绪，即使你陷入悲观。

（3）忌攀比。

（4）宜行善。

（5）留心自己的社会关系。

（6）培养处事策略。

（7）学会原谅自己。

（8）参加那些能让你全身心投入的活动。

（9）享受生活中的乐趣，哪怕日子再平淡。

（10）为自己制定目标。

（11）让自己思考起来。

（12）积极参加锻炼。

另外，养成下面这些习惯能够更好地帮助你培养积极的情绪：

（1）准备一个笔记本，记录下快乐的点点滴滴。坚持记录，并时常拿出来读一读，让快乐在生活中生根开花。

（2）以微笑开始每一天；坚持正面思考每一件事。

（3）告诉自己，无须向谁证明什么。凡事都要保持一定的超脱态度，这使你有机会感受到世界与生活之美，从而找到快乐。过分关注与担心现实世界使眼界愈来愈狭窄，如果能从现实的羁绊中一点点地解脱出来，就能够发现生活的自由与美好。快乐是轻松、解脱与天真的代名词[185]。

（4）不要为时光飞逝而惋惜。快乐的时光总是短暂的，而痛苦却是那么漫长。

（5）在与朋友的相处中建立快乐。

（6）拥抱大自然。

下面的这些原则提供给夫妻们。婚姻生活的快乐建立在高质量的两性关系上，而婚姻幸福对孩子的成长有着至关重要的影响。以下是保证夫妻感情的要点[186]：

（1）根据伴侣的兴趣爱好，好好陪他（她）一天，倾听他（她）的想法，并给予必要的支持[187]。

（2）不要等到特定的时机才表达爱意、仰慕、尊重、感激与亲情。要将温情体现在日常的亲吻、温言软语、关心与拥抱之中。

（3）遇到家庭内外矛盾，夫妻双方要坐下来平心静气地分析与解决。一味地搁置与压抑家庭矛盾，不仅影响夫妻的愉悦，更对孩子有着负面影响。要知道，孩子会模仿父母的负面行为。比如，如果父母间充斥着言语或肢体暴力，那么将来孩子在自己的生活中也会表现出同样的行为。

（4）卡特认为，夫妻间的交流一定要照顾到对方的情感、避免抱怨。要用朋友间交谈的语气、语调来交流[188]，这样能够避免在讨论问题时激化矛盾。如果在讨论过程中言辞越来越尖锐，要保持深呼吸。此时最佳的做法是将话题搁置下来，等大家都心平气和的时候再继续。

在"停战"期间，尽量放松，不要再去考虑这个话题，也不要试图逞口舌之快。妥协的艺术在于双方都后退一步并求同存异，以找到大家都能够接受的方案。有一点十分重要，即千万不要在孩子面前恶语相向。如果讨论越来越激烈了，最好暂时先放一放。

（5）不要因为和孩子相处时间较少而有负罪感。高品质的亲子关系完全可以弥补时间的不足。

不要忘了："孩子所能感受的很多，却很难去理解。"[189] 他们能够感受到父母之间的紧张情绪，但是往往会做出错误的解读。例如，当父母激烈争吵甚至大打出手的时候，一旁的孩子会将此归咎于自己。而这样的想法就会给孩子带来压力与焦虑。因此，一定要简洁地向孩子解释所发生的事，告诉他，这些争执并不是因他而起。当然，最理想的情况是能够让孩子看到父母可以平静地解决矛盾，而无须诉诸语言或肢体冲突。

禅修的奥秘

很多人都将禅修视为一种与某种宗教相关的仪式。其实，禅修是一种对培养个人素质大有裨益的练习，而与宗教信仰并不存在着必然联系。历史上，禅修确实与佛教有着莫大的联系。禅修正是经佛祖释迦牟尼的发展而发扬光大的。如今，禅修早已超越了佛教的范畴，为成千上万的非佛教信徒所修习。

禅修的流派众多，但是殊途同归，都旨在将头脑从每天不断入侵的负面想法中解放出来。

正如前文所述,神经元向我们的意识发送着纷繁的思绪。这种"神经唠叨"占据着我们的脑海,消耗着我们的精力,使我们无法集中精神于当下。如果仔细体会一下我们的意识,就会发现,我们的脑海中充斥着对过去与未来的幻想,而几乎找不到现实的容身之处。意识中这些霸道的杂念直接阻碍着我们着眼于现实与当下。

在我们的众多想法中,很大一部分是多余的,其余一些则完全是负面的,如脑海中不断浮现的痛苦记忆、沮丧、挫败甚至是完全不实际的灾难性臆想等。这些想法毒害着我们的生活,不仅带来压力、焦虑以及不必要的关切,而且会造成感官上的不良反应,如头痛、消化不良以及关节疼痛等。

而通过禅修,我们正可以将自己从"神经唠叨"中解放出来[190]。同时,禅修也有助于预防心脏病[191]、纠正代谢紊乱[192]、帮助高血压患者控制血压[193]、提高癌症患者的生活质量[194]、降低肌纤维痛患者抑郁症的发生率[195],以及帮助戒烟[196]。

除上述促进健康的功能之外,禅修也使我们得以提高精神集中度、关注度、认知功能以及改善免疫。在禅修过程中,修炼者能够体会到更多的积极感受。值得注意的是,禅修并不适合每一个人,特别是癫痫患者。因为禅修会导致痉挛阈值降低,从而增加癫痫发作的风险。

佛教禅修

一提到佛教,很多人都会认为这是避世的修行。然而,佛教禅修并非意在逃避现实,而是给予我们一个机会以观察真相。在禅修中,修习者得以看清楚痛苦的根源,避免缘木求鱼地追求快乐。同时,通过禅修,修习者更可以领略到意识感知世界的方式与思维的顺序。当然,为了达成这一点,修习者需要凭借更稳定、更清晰的注意力来完善自省力[197]。

理查德认为，自由的前提是拥有自我控制的能力[198]。自由不是"放任自流"，而是从那主宰与压迫着我们心灵的重负中解放出来。获得自由也意味着掌握自己的人生，扬起生活的风帆向着心中的目的地远航，不再随波逐流。

禅修帮助我们增强自控力、提高注意力、平衡情绪并平和内心。其实，每个人都有达成这些品质的潜力，但是修习需要意志与坚持。

禅修将身体看作意识的载体。因此，练习禅修就要采取这样一种姿势：它既能够让意识平静下来，又能够保持身体的放松与警觉。在禅修中可以控制自己的意识，并发展出一整套有别于普通思维模式的思维活动。

一、禅坐的修炼姿势

开始修习前，首先要辟出一安静之处，以使意识清晰而稳定地浮现。在佛教典籍中，曾经将意识比作烛火：如果烛火随风摆荡，则飘摇欲熄；如果避之于风，则稳定而明亮[199]。稳定的专注力正如同稳定的烛火。

修习姿势同样也会影响精神状态。如果姿势松垮，则有可能使人在修习过程中昏昏欲睡；如果过于僵硬，则会使心绪变得烦躁。因此，找到一种不松不紧的姿势，对于禅修是至关重要的。平静的水塘中，泥沙沉积在池底，则水至清。我们的心绪也是同理，如果脑海中思绪万千，则各类感受泥沙俱下，也就无法使意识平静下来。

佛家的打坐要点总结起来有如下 7 点：

（1）双足结跏趺坐，将脚掌交叉置于大腿之上，打莲花坐。如果无法做到，也可以采用散盘坐姿：双腿交叉，一腿置于另一腿之下。须打坐于硬垫之上,以使上身挺直,避免因久坐引起腰酸背痛。

(2)两肩应舒张下垂,双手微微抬起,手臂与身体保持些许距离。把左手放在右手下面,双手大拇指指尖轻轻相触,自然形成椭圆形,放松并轻置于大腿之上。

(3)坐禅时全身要完全放松,但脊柱必须挺直。初练时会感觉有难度,假以时日,则会习以为常。

(4)双眼微张。

(5)下腭微缩,头部务必摆正但不可低头,颈要直,下腭向内收。

(6)舌尖自然轻抵上牙龈。

(7)下巴稍微往前低一点点,后脑稍微向后收放。

如果你暂时无法采用上述两种坐姿在地上打坐,也可以在座椅上打坐。而关键就在于保持全身平衡、脊柱挺直。找到适合个人的修习姿势,对于禅修是至关重要的。

上文所推荐的姿势可以因人而异地做出改变。如果你比较容易打瞌睡,则可采取稍振奋一点的姿势,略微抬头向上。反之,如果心烦气躁,则可采取稍放松的姿势,低头向下打坐。合适的姿势能够使你在修习的全程中得以坚持。而一旦出现不适,则应稍事休息再行练习,以免因疼痛而分心。除打坐之外,佛教禅修还包括行、住、卧三法。

二、禅修的技巧

(1)无为禅

做无为禅时,须得平心静气、放空头脑。既要使意识轻松自在,又须注意脑海中所浮现的情绪与想法。此时不要在心中做任何的说明与分析,只须使浮现的想法如轻烟般扩散飘渺而去,这样头脑就不会被某种想法所占据[200]。

此法并非旨在让脑海中充满胡思乱想,而是以心眼静观思绪的潮起潮落。采用此法,可使心灵获得自然的清明,并超脱于心中的思绪之外。

无为禅的意境在于:"接受遮蔽天空的云与雾,心中却明了天空并不因被遮蔽而改变。"[201]心境亦是同理,尽管各种情感与想法在脑海中浮现,但它们改变不了心境清明的本质。

做无为禅时,取上文所述禅坐姿势之一,尽可能保持身体稳定为意识提供一个安稳之所。刚开始时,脑海中可能会思绪纷纷,这是正常现象。渐渐地,这些杂念便会沉淀下来。正如我们前面说到的,不要将注意力集中在泛起的思绪上,而要致力于使其消散。平心静气,杂念来得快,自然去得也快。

一旦专注于某种想法,就会与当下脱节,如此则会迷失于胡思乱想之中。无为禅旨在戒除"神经唠叨",使当下得以清楚呈现。

对于初学者,一日禅修二至三次,每次稍短为宜。随着修炼的深入,可以逐渐延长每次禅修的时间。

(2) 使用寄托对象

"象形"禅修是指尽量久地将注意力集中在某个对象,如图像、烛火、图表或是墙上的某个点等的外形或色彩上。初时的选择以较小的对象为宜。在无为禅中,思绪可以信马由缰,内心所观察的乃是意识中的虚像。而在"象形"禅修中,则须放空头脑,将关注点集中到选定的对象上来。

以声音为对象时,大体方法是一样的,只是"声音"这个对象时时在变化。因此,需要自己聆听。这个声音可以是呼吸音,可以是心跳声,亦可以是一段曲调或者是一声鸟鸣。关键在于将特定的声音目标与噪音区分开来,进而集中注意力于其上。在"声"禅的修炼中,声音将会渐渐脱离其原有的意义。如此通过声禅,修习者将学会聆听而不动念。当这种习惯养成之后,我们就能在生活中做到宠辱不惊,同时也能够用一种更客观的态度聆听别人的言论,而不被情绪所左右[202]。

当漫步于乡间、海边或者忙碌于庖厨之时,气味也可以作为意念汇聚之所。这时,可以将食材,特别是香料的气味作为集中意念的依托。进餐时,往往也是我们的思绪最为繁杂的时刻。此时的我们因为心不在焉而会忽略进食本身,从而错失了借助气味禅修的大好机会。在进食的时候,集中注意力体会口舌之间洋溢着的甜酸苦辣,能够帮助我们将思绪拉回眼前,有助于禅修。

在进行"象形"禅修之前,一定要平心静气一会儿,然后再将注意力集中到某个对象上去。如有必要,也可以从无为禅开始,再转换到"象形"禅,甚至在两者间来回切换地修习。

(3) 行禅

行禅的益处在于:行走并无终点,在行走中我们集中意念,使步伐与呼吸合一。

修行禅的理想之所宜静,无过往人车之扰。修禅之时可沿一条长而直的道路,从一端走到另一端。当走到路尽头时转身回来继续禅修,如是十个来回。感觉劳累时,可在道路的一端站立停留休息,然后继续进行禅修 10—15 分钟。行禅时切记缓步慢行,以体会着地的每一步,使脚步与呼吸同步,如两步一吸、三步一呼。如果不适应二至三步,也可调整为三至四步的节奏。

在行走的过程中,不要试图去控制呼吸,保持自然即可。

此时可将注意力集中在身边的声音或风景上，然后再转回到脚步上来。

如果时间、场地等条件不允许，则可以在通勤途中平静地迈步。

现代社会，人们每天争分夺秒、行色匆匆。如此匆忙的脚步会引起紧张与焦虑。如果能够放慢脚步，细心体会一下脚步与周遭的环境，你就能够感受到内心的平静。而这正是快乐的前奏。

（4）观呼吸

此项修习旨在将意念集中于呼吸之上，感受气息由鼻入肺、经肌肉的运动而吸入呼出的过程。

修习过程中，默记呼气至十而重复，由是 3 分钟。然后默记吸气至十而重复，再 3 分钟。停止计数，始终保持关注呼吸4 分钟。

观呼吸在日间也可简化修习。只须默默地关注呼吸中气息在体内的进出，即可给内心带来平静。在承压时，此法对保持头脑冷静亦有帮助。

冷静的头脑使我们得以退一步看待问题，以帮助找到最佳方案。这个方法修习时十分隐秘，旁人几乎看不出来。

结语

坚持几个月后，禅修的益处就会渐渐显现，鼓励着修习者们再接再厉。当然，禅修的过程并非一帆风顺。就如登山那样，禅修也有苦与乐，需要满怀兴趣、坚持修习。

想要体验禅修带来的益处，就必须持之以恒、每日修习。短期内有规律的修习，其益处要大过三心二意而为之。比如，修习者可以禅修 20 分钟，然后根据日程在日间安排几次数分钟的禅修。当然,如果有时间,修习者也可以每天尽可能久地禅修。

禅修如果三天打鱼两天晒网,那么我们又会堕入旧有的思维,再次受到负面情绪的侵扰。而如能坚持禅修,即使每天简短地修习,都能帮助我们保持既有的成果。禅修的过程或愉快或枯燥,或简或难,但贵在坚持。

其实,禅修本身并不会令人感到枯燥。如果修习时感到乏味,那必是缺乏动力与缺少练习所致。然而,即使觉得乏味,禅修依然有着自身的好处,因为禅修直接解决的就是我们心理的困惑。

假以时日,你就会发现内心的转变。此时看待世界,你就会像坐在列车上,任凭风景飞驰而去,目的地才是最终的目标。禅修的进展日积月累,就像时钟的指针,乍看上去纹丝不动。因此,禅修切忌心浮气躁,显著的进展须假以时日才得以体现,而急功近利与禅修的本质格格不入。无论禅修的道路有多漫长,都不应预设期限,须确信自己走在正确的道路上。精神的进步不是"全有或全无"的问题,而取决于每一个步骤的贡献、满意度和发展。境界的提高不会是一步登天,细微的每一小步,都构成了个人的发展与满足。

最后,值得提出的是,禅修的目的并不是放松,也不是幻想或完全清空头脑。总结起来,禅修的必要条件有:

（1）一个安静、明亮并通风良好的休息场所。

（2）每日练习。

（3）每日至少修习 15 分钟,可以分多次修习。

（4）依各人能力选择一种禅坐姿势。如果脑海中思绪涌现,静待其消散,以继续禅修。

禅修意味着以更加专注的状态，去清楚地观察并发现那些对禅修造成阻碍的想法，进而在感知各种事事物和经验时更加清晰。这种清晰将会改变我们的世界观，因为现实并不会被我们个人的期待、偏见和回忆所左右。

本书参考文献可至上海科技教育出版社

网站查阅，网址如下：

http://www.sste.com

图书在版编目(CIP)数据

快乐伴你健康/(法)拉罗萨(La Rosa, E.)著;金巍译.
—上海:上海科技教育出版社,2015.8
(生命的困惑丛书)
ISBN 978-7-5428-6272-3

Ⅰ.①快… Ⅱ.①拉… ②金… Ⅲ.①保健—基
本知识 Ⅳ.①R161

中国版本图书馆 CIP 数据核字(2015)第 160571 号

丛书策划　叶　剑　王世平
责任编辑　傅　勇　王　洋
装帧设计　杨　静

生命的困惑丛书
快乐伴你健康
埃米利奥·拉罗萨　著
金　巍　译

出版发行　上海世纪出版股份有限公司
　　　　　上海科技教育出版社
　　　　　(上海市冠生园路 393 号　邮政编码 200235)
网　　址　www.ewen.co　www.sste.com
经　　销　各地新华书店
印　　刷　上海市印刷七厂有限公司
开　　本　889×1194　1/32
字　　数　90 000
印　　张　4.5
版　　次　2015 年 8 月第 1 版
印　　次　2015 年 8 月第 1 次印刷
书　　号　ISBN 978-7-5428-6272-3/N·949
图　　字　09-2015-234 号
定　　价　18.00 元